W0406226

BASTEI
LÜBBE

Stefanie Bachstein

Du hättest leben können

aufgezeichnet von
Martina Sahler

mit einem Vowort von
Prof. Dr. med. Thomas H. Loew

BASTEI LÜBBE

BASTEI LÜBBE TASCHENBUCH
Band 61 480

1. Auflage: Januar 2002

Dies ist ein authentischer Bericht, in dem Namen,
Daten und Ortsangaben verändert wurden,
um die zu schützen, deren Leben es betrifft.

Vollständige Taschenbuchausgabe

Bastei Lübbe Taschenbücher ist ein Imprint der Verlagsgruppe Lübbe

Originalausgabe
© 2002 by Verlagsgruppe Lübbe GmbH & Co. KG,
Bergisch Gladbach
Titelillustration: Tony Stone
Einbandgestaltung: Gisela Kullowatz
Satz: hanseatenSatz-bremen, Bremen
Druck und Verarbeitung: Cox & Wyman Ltd.
Printed in Great Britain
ISBN 3-404-61480-1

Sie finden uns im Internet unter
http://www.luebbe.de

Der Preis dieses Bandes versteht sich einschließlich
der gesetzlichen Mehrwertsteuer.

Zu Erinnerung an Jule,

die uns glücklich machte,
verbunden mit der Gewissheit,
dass aus ihrem Tod Gutes wächst.

Geschrieben

für mich selber,
damit die Seele frei wird
und das Herz wieder Luft bekommt,

für Ärzte und Patienten,
um gegenseitig
Mit-Schmerz zu ermöglichen

für alle,
die gelernt haben, mit dem Herzen zu sehen,
oder: die es lernen wollen.

Mit großem Dank an jene Ärzte, Psychologen und Juristen, die mein Buch von Anfang an unterstützt und gefördert haben, sowie an Hilde Domin und Professor Dr. Jürgen Moltmann für den Abdruck ihrer Gedichte.

Ein herzliches Dankeschön an Martina Sahler, die beste Textgestalterin, die ich mir denken kann, sowie an meine kompetente Lektorin Kathrin Blum.

Danke an euch meine Freunde, von A bis Zett, eure Liebe hat mich getragen. Es ist »die Zeit, die ihr für mich verloren habt ...«

(frei nach Antoine de Saint-Exupéry, *Der kleine Prinz)*

Vor allem danke ich meinem verständnisvollen Mann, der mit mir weinte und die schwere Zeit durchstand, meiner ganzen Familie und unseren beiden Söhnen, die ich als die schönsten und wunderbarsten Geschenke meines Lebens empfinde, sowie meiner kleinen Tochter, die nicht nur in meinem Herzen lebt ...

Ich danke Gott, von dem ich mich nie verlassen fühlte.

VORWORT

Ich will, dass aus dem Tod meiner Tochter Gutes wächst.« Stefanie Bachstein schrieb eine Geschichte auf, die zunächst einmal sie selbst berührt. Wie das Leben spielt, werden sich darin sicher auch andere wiederfinden, einige berührt sein – und einige sollten berührt werden.

Mit diesem Vorwort möchte ich einen zusätzlichen Rahmen schaffen, in dem die eigentlichen Worte dann für sich sprechen. Ich begleite Menschen, die im Spannungsfeld zwischen Patienten, Angehörigen, Ärzten, Therapeuten und nicht zuletzt Instanzen, Behörden, Kostenträgern Leidvolles erlebt haben – ähnlich wie es in diesem Buch beschrieben wird. Dabei finden sie sich in den unterschiedlichsten Rollen wieder ... die zudem auch im Laufe eines Lebens durchaus wechseln können.

Die Psychosomatische Medizin ist das Fachgebiet, das das Miteinander – manchmal auch das Gegeneinander – von Leib- und Seele im Blick hat und mit Mitteln der Psychotherapeutischen Medizin – dem Sich-einfühlen, dem Verstehen, dem Klären, kurzum dem Einander-zuhören, dem Miteinander-sprechen – unterstützt. Rücksicht und Vorsicht sind in der engeren und weiteren Bedeutung der Worte dabei ganz wichtig.

Wie in dem Buch richtig beschrieben, können Worte und Handlungen traumatisieren. Im ärztlichen Alltag gibt es eine Fülle von Situationen, die in diesem Sinn gefahrenträchtig sind: das Aufklären über eine lebensgefährliche Krankheit, die ungenügende Wirksamkeit oder das Versagen medizinischer Hilfe oder letztendlich auch das Versagen medizinischer Helfer. Hier ist – setze ich einmal voraus – die Fahrlässigkeit sicher nicht die Regel. In der Medizin – und hier verstehe ich mich als Hochschullehrer und Weiterbilder – sind wir meiner Einschätzung nach schon bemüht, vermehrt unser Augenmerk auf den Umgang mit diesen Problemen zu richten, und Menschen wie Stefanie Bachstein helfen uns dabei.

Ich denke, die vorliegende Geschichte zeigt – trotz des Leides, das wir miterleben können – nicht nur »Ver«-, sondern auch »Entwirrungs«-Möglichkeiten: das gute soziale Netzwerk, auf das die Familie Bachstein zurückgreifen konnte, die begleitende Psychotherapie von Frau Bachstein, die generelle Bereitschaft aller Beteiligten zu Kontaktaufnahmen und die Einleitung einer Mediation, die in einem solchen Fall sicher noch etwas Unübliches ist und auch Mut erfordert.

Tragisch wird es meiner Ansicht in der Situation, in der Worte, die eigentlich den Menschen eine Hilfe sein sollen – Regelwerke, Bestimmungen, Mitteilungen – unbedacht ins Spiel kommen, wenn es denn ein Spiel wäre. Leider ist es trauriger Ernst. Hier ist noch viel vorausschauendes Denken nötig. Frau Bachsteins Erzählung setzt uns Zeichen – nicht nur eines inneren Erlebens, sondern auch einer äußeren Realität, die uns zu denken geben sollte.

Dafür, und für ihre ungeblümte Offenheit, gebührt ihr Dank. Wenn ein Herz berührt wird – und das tut diese Erzählung, wächst zumindest aus der Geschichte des Todes von Jule sicher etwas Gutes. Mit dem Thema sollte sich jeder Mediziner einmal bewusst beschäftigen. Das

Leben ist nicht gerecht, immer lebensgefährlich, und wir erleben es nur manchmal mit Genugtuung ...

Prof. Dr. med. Thomas H. Loew
Schwerpunkt Psychosomatik
in der Medizinischen Klinik II
der Universität Regensburg

1

Meine kleine Tochter Jule starb im Frühling. Es war der 7. April 1997, und es war mein Geburtstag. Jule war sieben Jahre alt und besuchte die Klasse 1 c. Der Unfall geschah auf dem Weg zur Schule.

An jenem Morgen wurde ich von Flötenspiel geweckt. Mein Mann Horst hatte mit Jule »heimlich« ein kleines zweistimmiges Lied einstudiert und die Überraschung an meinem Bett organisiert. In diesem Musikstück gab es eine sehr melodische Passage, die Jule besonders gut gefiel, wie mir Horst später erzählte. Diese Stelle wollte sie beim Üben immer und immer wieder spielen.

»Herzlichen Glückwunsch, Mama!«, rief sie und strahlte mich an. Dann umarmte sie mich, küsste und drückte mich.

Ich war natürlich begeistert von dem musikalischen Wecken und bedankte mich überglücklich für diese tolle Überraschung.

»Leider habe ich dein Geschenk noch in der Schule«, sagte unsere Jüngste. Ich sah ihr an, wie traurig sie darüber war.

»Das Flötenstück ist doch ein wunderbares Geschenk«, erwiderte ich, um sie zu trösten. Doch sie sah das anders.

Im Schlafanzug ging ich mit Jule und Horst in die Küche, um den Geburtstagskuchen zum Frühstück zu essen. Nusskuchen, den ich am Abend zuvor traditionell gebacken hatte.

Wir weckten die beiden Jungen, den elfjährigen Marvin und den zwei Jahre jüngeren Bastian, die beide absolute Morgenmuffel sind. Aber zum Geburtstagsfrühstück saßen wir zu fünft mit Kerzen und Blumen am Küchentisch.

Um halb acht verließen unsere drei Kinder das Haus. Sich pünktlich auf den Weg zu machen war für Jule kein Problem mehr, seitdem Horst für sie auf einer großen Dinosaurier-Uhr Aufkleber angebracht hatte mit kleinen Zeichnungen: Bei 7.00 Uhr war ein Wecker, bei 7.10 Uhr eine Tasse, 7.25 Uhr eine Zahnbürste und 7.30 Uhr ein Schulranzen, der besagte: So, jetzt wird's Zeit aufzubrechen.

Marvin und Bastian zogen mit ihren Fahrrädern los, meine kleine Jule machte sich zu Fuß auf den Weg. Sie gab mir einen Kuss und versprach: »Heute Mittag bringe ich dir mein selbstgebasteltes Geschenk von der Raupe Nimmersatt mit!«

»Oh, ihr habt etwas von der Raupe Nimmersatt gebastelt?«

»Ja, und ich werde dem Lehrer sagen, dass ich es heute schon brauche, weil du Geburtstag hast.«

Dann verließ sie das Haus.

Draußen traf sie ihre Freundin Franziska, die schon die dritte Klasse besuchte. Gemeinsam holten sie dann Jules beste Freundin Silke ab.

Wenn meine Tochter sauer auf Silke war, schaltete sie auf stur und ging an dem Haus vorbei. Wie damals, kurz nach ihrem siebten Geburtstag. Silke wollte zu Jules Feier auch ihre beiden kleineren Geschwister mitbringen, und ich hatte die Erlaubnis dazu gegeben. Das passte Jule überhaupt nicht. Ohne mich zu fragen, ging sie zu Silkes Mutter und behauptete: »Meine Mama erlaubt nicht, dass die kleine Tina mitkommt.« Ich wunderte mich am Geburtstagsnachmittag, dass nur zwei »Mellert-Kinder« kamen. Viel später erfuhr ich, warum.

Mit ihren Scout-Schulranzen auf den Rücken zogen die Mädchen weiter und bogen in einen Weg ein, der an der traumhaften Villa des Architekten Meiser vorbeiführt. Dort wohnt Jules Freund Benedikt, ein großer blonder Junge mit nettem Lächeln, in den sie ein bisschen verknallt war, wie es Siebenjährige so sein können.

»Wenn ich den Benedikt heirate, dann müssen seine Eltern ausziehen, und dann gehört das schöne Haus mir, Mama ...«, hatte sie sich einmal ausgemalt. Typisch Jule.

Ihre Nachmittage verbrachte sie oft bei Benedikt, der auch in der Schule neben ihr saß. Wenn sie zu Besuch bei ihm war, tobten sie mit seinen beiden Hunden durch den parkähnlichen Garten, ritten auf dem Shetland-Pony oder düsten mit dem elektrischen Kinderauto zwischen den Blumenrabatten hindurch. Im Sommer vergnügten sie sich in dem Swimmingpool der Familie. Dort fühlte sich mein Rabaukenmädchen so richtig wohl.

Bis zur ersten Ampel schlossen sich noch vier, fünf andere Kinder Franziska, Silke, Benedikt und Jule auf dem Weg zur Grundschule an. Dazu gehörte auch Luisa, die unter uns Müttern als »etwas schwieriges« Kind gilt. Jule mochte sie und traf sich manchmal nachmittags mit ihr.

An diesem Morgen brach sich Jule aus einem Gebüsch einen Stock ab, mit dem sie auf ihre spielerische, unbekümmerte Art einen Jungen aus ihrer Klasse foppte.

Jule war eine Anführernatur und hatte auch keine

Scheu, bei Größeren den Ton anzugeben. Das hatte sie von ihren beiden älteren Brüdern gelernt, wo öfter mal die Fetzen flogen. Sie ließ sich nichts gefallen. Ich kann mir gut vorstellen, wie sie diesen Jens ärgerte, wie sie ihm hinterherlief, mit dem Stock traktierte und dann wie ein geölter Blitz davonraste. Jule war sportlich und ehrgeizig, im Laufen und Springen musste sie einfach die Beste sein.

Der weitere Schulweg führte an einer Tankstelle und dem Schwimm- und Sportzentrum vorbei, wo Jule mit fünf Jahren ihr »Seepferdchen« gemacht hatte. Die dortige Fußgängerampel benutzten die Kinder immer. Jule wäre nie bei Rot über die Straße gegangen oder hätte einen ungesicherten Übergang benutzt.

Einmal konnte ich mich selbst davon überzeugen, dass sie auch, wenn sie aufgeregt war, nicht den Kopf verlor. Ich musste an einem Morgen im Herbst zur gleichen Zeit wie Jule zur Straßenbahnhaltestelle und schlug ihr vor, den Weg gemeinsam zu gehen. Aber ich brauchte noch länger im Bad, und Jule lief schon mal voraus. Ich zog mich rasch an, schwang mich auf mein Fahrrad und wollte sie einholen. Von Jule keine Spur. Von weitem sah ich sie dann an der roten Ampel stehen. Sie war so schnell sie konnte vorausgerannt und stand nun mit hochrotem Kopf da. »Warum hast du nicht auf mich gewartet, ich habe dich gesucht«, sagte ich, als ich vom Fahrrad stieg. Sie lachte schelmisch: »Ich wollte dich austricksen.« Die Ampel wurde zum zweiten Mal grün. Wir verabschiedeten uns. Ich setzte mich wieder auf meinen Drahtesel und machte mich auf den Weg, als Jule von der anderen Straßenseite laut nach mir rief. Ich stieg ab und drehte mich zu ihr um. Da stand meine süße kleine Maus und schrie zu mir herüber: »Tschüs, Mama!« Dabei winkte sie und warf mir mit beiden Händen Küsse zu.

Dieses Bild hat sich unauslöschlich in meine Seele eingegraben.

Der Unfall passierte etwa 500 Meter weiter an der Hauptverkehrsstraße, der Willy-Brandt-Straße. Dort herrscht immer reger Verkehr, es ist eine lebendige Villengegend mit einem Bistro, mehreren Arztpraxen, einem Ballett-Studio mit eleganter Spiegelverglasung und alten knorrigen Linden, die Anfang April das erste Grün an den Ästen trugen. Die Straße ist zweispurig und so breit, dass auf beiden Seitenstreifen Autos parken können.

Die Balgerei mit Jens setzte sich bis zu dieser Straße fort. Jule neckte ihn immer wieder mit dem Stock und sprang dann davon.

Jens fand das gar nicht toll und brummte ärgerlich: »Lass mich endlich in Ruhe!« Dann versteckte er sich in der ersten Parklücke. Die geparkten Autos standen ziemlich dicht beieinander. Jens duckte sich, sodass Jule ihn nicht sehen konnte.

Doch sie hatte ihn schon entdeckt und wollte ihn überraschen, indem sie sich von unerwarteter Stelle an ihn heranschlich. Sie zwängte sich zwischen zwei Autos hindurch, und ich bin sicher, dass sie nicht über die Straße laufen, sondern Jens auflauern wollte.

»Jule!!! Ein Auto!«, rief Silke, und auch Luisa und Benedikt schrien: »Vorsicht!«

Mit einem Ruck drehte sich Jule zu ihren Freunden um, erkannte in letzter Sekunde wohl die Gefahr, doch in dieser Drehung wurde sie von dem Außenspiegel eines Ford Fiestas mit voller Wucht getroffen. Ins Gesicht.

Durch den Aufprall flog Jule auf die Straße. Der Schulranzen auf ihrem Rücken verhinderte, dass sie mit dem Kopf voll aufprallte.

Einige Meter weiter kam das Unglücksauto mit quietschenden Bremsen zum Stehen. Der Fahrer sprang heraus, lief sofort zu unserer verletzten Tochter. Im Nu entstand eine Menschenmenge um den Unfallort herum. Die Kinder waren erstarrt und schauten verängstigt auf ihre Mitschülerin, die auf der Fahrbahn lag und wimmerte.

Auf der gegenüberliegenden Seite hatten sich zwei Männer über eine der renovierungsbedürftigen Villen unterhalten. In aller Eile sperrte nun der jüngere der beiden die Unfallstelle mit dem Warndreieck aus dem Unfallauto ab, der andere stürzte auf Jule zu, kniete sich neben sie, bettete vorsichtig ihren Kopf in seinem Arm und hielt sie so, bis der Krankenwagen eintraf. Beruhigend sprach er mit ihr und versuchte, sie zu trösten, während er voller Mitleid die Blutergüsse in ihrem Gesicht betrachtete. Die Kleine musste starke Schmerzen haben, aber es hätte schlimmer kommen können.

Sie hätte tot sein können.

»Kind, hast du Glück gehabt, hast du Glück gehabt ...«, murmelte er, während ihr das Blut aus der Nase auf die Jacke tropfte.

Jule war bei Bewusstsein. »Ich will zu Mama!«, rief sie immer wieder und weinte.

Während in der Ferne das Martinshorn erklang und Blaulicht aufzuckte, handelte die ein Jahr ältere Luisa ganz geistesgegenwärtig, lief in die Schule zu Marvin und schrie ins Klassenzimmer: »Marvin, deine Schwester ist verunglückt!«

Der damals 11-Jährige ließ alles stehen und liegen und

rannte sofort los. Auch ein Lehrer hatte von dem Unfall erfahren. Er verständigte den Rektor und eilte zur Unglücksstelle. Marvin war schon an der Unfallstelle angekommen und kämpfte sich durch die Menschenmenge zu seiner Schwester durch. Er hockte sich neben sie, nahm ihre Hand und streichelte sie.

»Ich will nicht ins Krankenhaus, ich will keine Spritze!«, jammerte Jule. »Ich will zu Mama!«

»Du kennst das doch mit der Spritze«, murmelte Marvin, selbst total verstört und verzweifelt. »Das ist wie beim Impfen. Nur ein kleiner Piekser.«

Sie schrie immer lauter und war nicht zu beruhigen.

Inzwischen war der Rettungswagen mit Blaulicht eingetroffen, und zwei Sanitäter kümmerten sich um Jule.

Auch der Lehrer hatte sich zu meiner Tochter vorgearbeitet. »Jule, kennst du mich noch«, fragte er sanft. »Ich bin der Sportlehrer deines Bruders. Wir haben uns schon mal in der Turnhalle getroffen. Du wolltest so gerne an den Ringen schaukeln ...« Aber darauf reagierte mein Mädchen nicht. Sie wollte nur auf keinen Fall ins Krankenhaus.

Ihre einzige Hoffnung war ihr großer Bruder Marvin, der jetzt von den Sanitätern zur Seite geschoben wurde ...

Die Notärztin war eingetroffen.

Nach der Erstuntersuchung an Ort und Stelle wurde Jule auf eine Trage gelegt und in den Krankenwagen gebracht, wo die Ärztin ihre Untersuchungen fortführte. Sie vermutete ein schweres Schädelhirntrauma und ordnete an, einen Hubschrauber zu verständigen, der auf einem nahe gelegenen Fabrikparkplatz landen sollte. Jule sollte in ein Klinikum nach Köln transportiert werden.

Marvin durfte auf dem Beifahrersitz des Krankenwagens mitfahren. Zwischen der Fahrerkabine und dem Innenraum befand sich eine Trennwand mit einem kleinen Fenster, das geöffnet war. Durch diese Öffnung konnte Marvin das Geschehen im Innenraum verfolgen, ohne wirklich zu begreifen, was da vor sich ging. Er hörte nur seine verletzte Schwester nach der Mama rufen und wusste nicht, wie er ihr helfen sollte. Seine Angst um die geliebte kleine Schwester war übermächtig. Er saß völlig hilflos da und konnte nichts machen.

Plötzlich brach im Krankenwagen große Hektik aus.

2

Um kurz nach acht Uhr morgens an diesem Donnerstag klingelten zwei Polizeibeamte an unserer Haustür, aber wir hörten nichts.

Ich stand unter der Dusche, und Horst hämmerte und schreinerte oben unterm Dach an seinem Schreibtisch, den er in eine Nische einbauen wollte. Er hatte bereits seit Mittwoch frei – zum einen, weil er seinen Arbeitsraum fertigstellen wollte, aber auch, um meinen Geburtstag mit mir gemeinsam zu verbringen.

Am Mittwochmittag hatte er Jule einen großen Wunsch erfüllen können. Schon lange wartete sie darauf, dass der Papa sie einmal von der Schule abholte. An diesem freien Tag hatte er sie überrascht und unerwartet vor der Klassentür gestanden. Als Jule ihn entdeckte, lief sie ins Klassenzimmer zurück und jubelte voller Stolz: »Mein Papa holt mich heute ab!«

Für Horst ist es unvergesslich, dass er sie mit diesem kleinen Gefallen so glücklich machte.

Die Polizisten vor unserer Haustür erfuhren von Nachbarn, dass ich vermutlich schon zur Arbeit gegangen sei. Auch im Büro versuchten sie, mich zu erreichen, aber meine Kollegen konnten ihnen nur mitteilen, dass ich Urlaub hätte.

Ein zweites Mal klingelten die Polizisten bei uns, wieder hörten wir nichts, ich habe keine Ahnung, woran es lag ... Allerdings hatte ich an diesem Morgen schon einige Geburtstagsglückwünsche entgegengenommen und lange telefoniert.

Von Horst hatte ich einen riesigen Blumenstrauß geschenkt bekommen, zwei Gutscheine fürs Theater und eine witzige Karte mit der Aufschrift: »Du hast einfach alles – Du siehst gut aus. Du bist intelligent. Du hast Energie und Tatendrang. Du bist sexy. Du hast viel Humor und so ganz allmählich ... hast du auch noch das richtige Alter!«

Um Viertel nach acht stand Horst oben am Dachfenster und sah von dort aus einen Rettungshubschrauber, der auf dem Industrieparkplatz landete. Er beobachtete ihn eine Weile und rief zu mir nach unten: »Du, Schatz, da ist irgendwas passiert!«

Um halb neun hörte ich endlich die Türglocke. »Wer klingelt denn da wie ein Verrückter?« Ich stand vor dem Spiegel im Badezimmer und schminkte mich, frisch geduscht und für eventuelle Gratulanten schick angezogen. »Horst, machst du mal auf?«, rief ich.

Er lief die Treppe hinunter, ein bisschen verärgert über die frühe Störung, dann drang Gemurmel zu mir nach oben. Vielleicht der Schornsteinfeger oder der Mann, der den Wasserstand abliest, dachte ich.

Ich bürstete mir die Haare noch einmal und war mit meinem Spiegelbild zufrieden, als Horst im Türrahmen stand. Auf seine ruhige Art sagte er: »Stefanie, die Jule hatte einen ganz schweren Unfall.« Er nahm mich in die Arme. »Wir müssen mit dem Schlimmsten rechnen.« Seine Schultern hingen herab, um seine Mundwinkel zuckte es.

Das Schlimmste war für mich, dass Jule sterben würde. Musste ich wirklich damit rechnen?

Unbewusst war ich meinem Mann in diesem Moment

dafür dankbar, dass er gleich auf den Punkt kam und nicht um Behutsamkeit rang – »Stefanie, setz dich erst mal, und du musst jetzt stark sein« oder so. Ich hasse es, im Dunkeln zu tappen und im Unklaren gelassen zu werden.

»Ich will sofort zu ihr, jetzt sofort«, sagte ich und spürte, dass ich kurz davor stand, hysterisch zu werden. »Schnell! Ich will zu Jule!« Ich durfte keine Sekunde verlieren. Meine Tochter war verletzt und hilflos und allein, ohne mich.

Wie ich es schaffte, in dieser Situation meine beste Freundin Maria in Bonn anzurufen, weiß ich nicht. Ich musste es einfach tun. Es war wie ein Anker, dass sie Bescheid wusste. Als könnte sie mich über die Entfernung halten, dass ich nicht abdriftete.

Ich sagte nur völlig überstürzt: »Jule hatte einen Unfall, ich fahre jetzt zu ihr. Wir müssen mit dem Schlimmsten rechnen.« Dann legte ich hektisch den Hörer auf und rannte zum Auto, wo Horst schon mit laufendem Motor auf mich wartete.

Bevor wir in die Klinik fuhren, mussten wir Marvin im Polizeipräsidium abholen. Er war von den Verkehrspolizisten dorthin mitgenommen worden, als der Hubschrauber mit Jule ins Klinikum nach Köln flog.

Flüchtig ging mir auch durch den Kopf, dass ich mich irgendwie um Bastian kümmern musste, der nach der Schule vor verschlossenen Türen stehen würde. Er hatte keinen Schlüssel, er hatte nie danach gefragt. Nur unsere Kleine besaß einen, den sie manchmal an einer Kordel um den Hals trug, weil sie das toll fand und weil sie das bei anderen Kindern gesehen hatte.

Ich konnte jetzt nichts mehr organisieren. Ich wusste auch nicht, ob man Bastian mitgeteilt hatte, dass seine

Schwester einen Unfall hatte. Ich hatte nur einen Gedanken: Ich muss zu meiner Tochter, so schnell wie möglich. Jule wartet auf mich, schreit vielleicht nach mir. Ich muss sie in den Arm nehmen, sie trösten, ihr Mut zusprechen, dass alles gut werden würde.

Aufgelöst und wie ein Häufchen Elend saß Marvin auf einer Bank, als wir das Polizeirevier betraten, Jules Schulranzen neben sich. Mit schreckensweit geöffneten Augen sagte er: »Sie schafft es. Sie muss es schaffen!« Ich nahm ihn in die Arme, meinen großen Jungen. »Komm«, sagte ich, »wir fahren zu Jule, nach Köln in die Klinik.«

Marvin schüttelte den Kopf. Er wollte allein sein. Er war bekümmert und verzweifelt, wollte nach Hause. Mir flog die Zeit davon, Jule lag da irgendwo ganz allein ohne mich. Ich musste zu ihr.

Es war schrecklich. Der Junge stand unter Schock, er brauchte uns jetzt, aber ich musste ihm seinen Willen lassen. Für Diskussionen blieb keine Zeit.

Später erzählte mir Marvin, dass er an den Holzdielen in der Küche abgezählt hatte: »Sie lebt, sie lebt nicht, sie lebt, sie lebt nicht ...« Was Marvin in diesen zwei Stunden allein zu Hause durchgemacht hat, ich mag es mir gar nicht ausmalen ... Ein 11-Jähriger!

Als wir uns bei den Polizisten nach Jules Befinden erkundigten, wirkten sie bedrückt. Sie wichen aus, hielten uns hin. Uns beschlich das Gefühl, dass sie mehr wussten, als sie uns sagten. Das verstärkte meine Angst. Ich befürchtete allmählich wirklich das Schlimmste.

Wir rasten auf der Autobahn über die Zoobrücke in die nahe gelegene Domstadt. Zum Glück kannte Horst den Weg ins Klinikum. Er war bewundernswert ruhig und gab mir Kraft.

Etwa zur selben Zeit erfuhr Bastian von einigen Mitschülern: »Deine Schwester hatte einen schrecklichen Unfall, der musste man ein Auge herausnehmen.« Und dann fand er Marvin in der Pause nicht auf dem Schulhof ... Er reimte sich eine grausame Geschichte zusammen und wurde von Ängsten und Phantasien gequält.

Auf der halbstündigen Fahrt in die Klinik nach Köln konzentrierte ich mich nur auf eines: tief Luft holen, regelmäßig atmen, nicht ohnmächtig werden. Du darfst jetzt nicht ohnmächtig werden, Jule braucht dich. Nicht verkrampfen, einatmen, ausatmen, einatmen, ausatmen ...

Lieber Gott, hilf!

In diesen Stunden und Minuten profitierte ich von meiner beruflichen Erfahrung, was Trauer und Schmerz betrifft. Ich hatte einige Jahre in einer Klinik in Düsseldorf als Seelsorgerin gearbeitet und mich damals intensiv mit dem Tod auseinandergesetzt. Ich kannte die Gefühle und Gedanken, die mit Krankheit und Sterben einhergingen. Und auch wenn ich damals anderen Menschen half, setzte ich mich immer wieder mit der eigenen Sterblichkeit auseinander.

3

Ich wuchs in einem kleinen Dorf in Ostfriesland mit meinen Eltern und zwei jüngeren Brüdern auf. Ich war ein schüchterner, aber sehr sportlicher Teenager. Mein innigster Berufswunsch war, Sportlehrerin zu werden. Das stellte ich mir spannend und aufregend vor. Ich wollte Spaß im Leben haben, das Hobby zum Beruf machen, lange Sommerferien genießen.

Damit kam ich allerdings bei meinen Eltern nicht durch. Ein Sportstudium war finanziell nicht möglich, und meinem Vater, Bäckermeister und ganz dem Handwerk verschrieben, erschien so ein Beruf wie »Lehrerin« viel zu abgehoben. »Das gibt's in unserer Familie nicht«, war seine Einstellung. Ich sollte etwas Vernünftiges lernen und Postbeamtin werden. Da hätte ich eine sichere Zukunft.

Doch es gab auch Menschen, die meine Wünsche verstehen konnten. In der Hauptstraße unseres Dorfes gab es einen Laden, eine Art Kiosk, der von Frau Weinbauer betrieben wurde. Ich war zwölf, als ich von ihr angeheuert wurde, das Abendblatt vom Bahnhof abzuholen und an Abonnenten auszutragen. Für mich war das ein großer Glücksfall, denn bei meiner Schüchternheit hätte ich niemals von allein nach einem Job zu fragen gewagt.

Ich wurde immer gleich von ihr entlohnt, mit zwanzig Pfennig pro Zeitung. Nach getaner Arbeit durfte ich mich in ihr kleines Wohnzimmer setzen, das sich hinter dem Laden befand, und Bücher lesen, soviel ich wollte. Frau Weinbauer führte mich auch an anspruchsvollere Literatur und an Kunst heran. Ich las damals Kurt Tucholsky und Manfred Hausmann, sammelte Kunstkarten von Auguste Renoir, Emil Nolde, Lyonel Feininger und Franz Marc. Meine Beziehung zu Büchern war intensiv, ich kannte das komplette Programm unserer Dorfbücherei. Frau Weinbauer lud mich auch ins Theater ein und ging mit mir vornehm essen. Das alles war für mich neu. Ich verdanke ihr sehr viel.

Als ich vierzehn war, brachte sie mir das Verkaufen bei, was mir großen Spaß machte, und mein Selbstbewusstsein wuchs. Sie lobte mich für jeden Handgriff und unterstützte mich, wo sie nur konnte.

In unserem Dorf war Frau Weinbauer als intelligente, alleinerziehende Mutter einer damals 17-jährigen Tochter etwas Besonderes. Sie hatte klare Wertvorstellungen, Prinzipien, einen ausgeprägten Sinn für Ehrlichkeit und Gerechtigkeit und war die erste emanzipierte Frau, die ich kennen lernte. Damals kannte ich das Wort aber noch nicht.

Als mir mit sechzehn klar wurde, dass ich das Studium an einer Sportfachschule vergessen konnte und mein Vater sich auf nichts einließ, entschied ich mich, entweder Säuglingsschwester oder Kindergärtnerin zu werden. Das Babysitten in der Nachbarschaft hatte mir immer viel Spaß gemacht. Auch während dieses Abschnitts meines Lebens unterstützte mich Frau Weinbauer sehr. Sie suchte mit mir zusammen Adressen heraus und half mir bei den Bewerbungen.

Mit 16 Jahren begann ich in Bremen, 120 Kilometer von zu Hause entfernt, die Ausbildung.

Durch meinen ersten festen Freund, Lukas, kam ich in

Kontakt mit der Kirche und mit kirchlichen Kreisen. Von zu Hause aus bin ich zwar nicht religiös erzogen worden, aber es vermittelte mir schon als Kind ein »gutes Gefühl«, am Kindergottesdienst teilzunehmen.

Lukas wollte Missionar werden und eine Bibelschule besuchen, was auch mein Interesse weckte. Ich gab meinen Beruf als Erzieherin, in dem ich drei Jahre gearbeitet hatte, auf und absolvierte eine zweijährige theologische Ausbildung. Da mich diese Arbeit so faszinierte, schwenkte ich um und wechselte von der Pädagogik zur Theologie.

Mit 23 Jahren bekam ich eine Stelle als Referentin in einer Kirchengemeinde auf dem Land. Mein Onkel Hermann nannte mich scherzhaft immer »Himmelsziege«, weil ich dort »Mädchen für alles« war. Tatsächlich hatte ich einen Rundum-Job in der Gemeinde: Kinder- und Jugendarbeit, Religionsunterricht, Frauenkreise, Kirchenbüro, Mitarbeiterschulung. Das machte mir Spaß, und ich war sehr engagiert. Besonders das Unterrichten der Jugendlichen lag mir. Sie nannten mich liebevoll-ironisch »Basteltante«.

Die Beziehung zu Lukas ging auseinander, aber in der Kirchengemeinde blieb ich und besuchte weitere Fortbildungskurse. Sieben Jahre lebte ich in dem Dorf. Dann lernte ich Horst kennen, der zu der damaligen Zeit in einer Jugendgruppe der Gemeinde mitarbeitete.

Horst und ich heirateten 1980 und zogen nach Nordrhein-Westfalen in die Nähe von Köln, wo er nach seinem Studium in Hannover seine erste Stelle als Elektrotechniker antrat.

Ich hängte meinen Job ohne große Gefühle von Wehmut an den Nagel, weil ich mich auf meinen nächsten Lebensabschnitt freute. Ich wollte so schnell wie möglich Kinder: Ich war dreißig und fand, das sei ein gutes Alter. Ich freute mich auf das, was vor mir lag.

Allerdings klappte es mit dem Schwangerwerden nicht so, wie ich mir das ausgemalt hatte. In dieser Zeit rief mich eines Tages ein Pfarrer aus einer mittelgroßen Stadt zwischen Düsseldorf und Köln an und fragte, ob ich nicht Interesse hätte, in seiner Gemeinde die Jugendarbeit aufzubauen. Er suchte händeringend nach einer Leiterin.

Ich wusste nicht, woher er meine Adresse hatte, aber der Gedanke, wieder mit einem Fuß in die Arbeit einzusteigen, gefiel mir. Vielleicht würden wir überhaupt keine Kinder bekommen ...

Gemeinsam mit Horst besuchte ich diesen Pfarrer.

»Ich habe zwar großes Interesse an dieser Aufgabe, aber ich will Ihnen nicht vorenthalten, dass wir uns Kinder wünschen. Es kann passieren, dass ich hier gerade ein paar Monate arbeite und dann schwanger werde. Dann würde ich wieder aufhören«, erklärte ich dem sympathischen Theologen offenherzig.

Er ließ sich darauf ein. Weil sich auch in den nächsten drei Jahren mein Kinderwunsch nicht erfüllte, weitete sich die Arbeit aus. Horst stieg auf ehrenamtlicher Basis mit ein.

Ich erinnere mich, dass ich damals die »Kinder-Bibelwoche« einführte, die es heute noch in der Gemeinde gibt. Mit meinem Mann zusammen gründete ich auch einen Jugendkreis. Die Diskussionen mit den aufgeweckten, kritischen Jungen und Mädchen waren für uns beide eine große Bereicherung.

Zu dieser Gruppe gehörte damals übrigens auch Maria, die inzwischen Religionswissenschaftlerin ist. Sie ist heute meine beste Freundin.

Ich geriet damals nicht in Panik, weil ich nicht schwanger wurde. Die Arbeit gefiel mir, ich glaubte, nicht viel zu vermissen. Als sich dann doch nach vier Jahren Marvin ankündigte, gerieten wir völlig aus dem Häuschen.

Von dem Moment an, als ich erfuhr, dass wir bald zu dritt sein würden, schalteten wir unsere Lebensplanung wieder um auf »große Familie«. Und mit Erfolg: Zwei Jahre später folgte Bastian. Nach weiteren zweieinhalb Jahren kam Jule zur Welt.

Mit Jules Geburt intensivierte sich auch der Kontakt zu Maria, die in etwa zur selben Zeit ihren Sohn Paul bekam und einige Jahre später die kleine Sarah. Wir trafen uns wieder häufiger und fühlten so eine Art »Seelenverwandtschaft«, weil wir zwar einerseits unsere kleinen Kinder sehr genossen, andererseits aber auch liebend gerne diskutierten und philosophierten. Wir erhoben uns ein wenig über die anderen Mütter auf den Spielplätzen, die nur Themen wie Kinderkrankheiten und Sauberwerden kannten.

Als Jule mit drei Jahren in den Kindergarten kam, verspürte ich das Bedürfnis, nun wieder mehr für mich und meine Bildung zu tun. Mir fiel nach acht Jahren Windelnwechseln und Fläschchengeben die Decke auf den Kopf. Ich wollte mich wieder mehr nach außen orientieren.

Eine Nachbarin, mit der ich mich angefreundet hatte, machte mich auf eine interessante Möglichkeit aufmerksam. Sie hatte eine Stelle als Sozialpädagogin im Jugendamt von Köln. »Du hast einen erzieherischen Beruf und könntest, darauf aufbauend, Jugendgerichtsarbeit machen«, erklärte sie mir.

Das bedeutete, straffällig gewordene Jugendliche zu begleiten. Das klang sehr spannend. Etwa zur selben Zeit hatte ich mich um eine sechs Monate dauernde Zusatzausbildung als Klinikseelsorgerin an der Uni in Köln beworben, was allerdings auf eine ehrenamtliche Tätigkeit hinauslaufen sollte. Beides konnte ich gut miteinander verbinden.

Ich wollte einfach ausprobieren, ob so eine seelsorgerliche Tätigkeit zu mir passt. Würde ich Schwerkranke oder Sterbende am Krankenbett betreuen können? Würde es mich depressiv machen, mich zu sehr belasten?

Doch ich konnte gut damit umgehen. Zwei Jahre lang fuhr ich einmal pro Woche zur Universitätsklinik in die benachbarte Stadt, wo ich die Krebsstation seelsorgerlich betreute. In dieser Zeit begegnete ich vielem, was mit Tod zu tun hatte, und setzte mich damit auseinander. Für mich war Tod nie ein Tabuthema oder ein unfassbares Phänomen, sondern etwas sehr Konkretes. Schon immer glaubte ich an ein »ewiges« Leben – ein Weiterleben nach dem Tod.

Wie geht es mir, wenn ich an ein Krankenbett gerufen werde und der Mensch liegt im Sterben? Über solche Themen sprachen wir damals mit unseren Ausbildern, den Klinikseelsorgern, sehr intensiv. Was geht in mir vor, was bewirkt es in mir, wenn ich damit konfrontiert werde? Wenn ich Leid sehen muss? Wenn ich miterlebe, dass auch ein junger Mensch körperlich verfallen kann und stirbt? Wenn ich weiß, es geht zu Ende, und es gibt tatsächlich keine Hoffnung mehr? In den Supervisionen war das sehr oft ein Thema, das uns bewegte: Wie stehe ich selber zum Tod?

Ich spürte, dass ich den Sterbenden und ihren Angehörigen eine Hilfe sein konnte, und ich fand auch heraus, dass ich »abschalten« konnte. Dass ich mich von all dem Elend, das ich auf der Krebsstation miterlebte, nicht nach unten ziehen ließ.

Die Klinikseelsorge, die Jugendgerichtsarbeit und eine Ausbildung in psychologischer Gesprächsführung fielen in diesen Jahren zusammen.

Rückblickend sehe ich diese Zeit als meine wahren »Lehrjahre« an.

4

Als wir das Krankenhaus in Köln endlich erreichten, stürmte ich aus dem Auto, Horst hinterher. Jedes Hindernis zwischen mir und meiner Tochter empfand ich als die größte Zumutung.

Dass ich mich jetzt auch noch an der Anmeldung einem gleichgültigen Angestellten gegenübersah, raubte mir fast den Verstand. Wir waren so aufgewühlt und kaum in der Lage, einen klaren Gedanken zu fassen oder ein Gespräch zu führen, wir wollten nur zu Jule.

Doch der Mann hinter dem Anmeldungstresen ließ sich nicht aus der Ruhe bringen, las seine Zeitung und wirkte völlig unbeteiligt. Erst als wir ihn ansprachen, hob er langsam den Kopf, mit gerunzelter Stirn. Man hätte ebenso gut eine Maschine, einen Anmeldeautomaten dorthin stellen können ...

»Hier ist gerade ein Kind eingeliefert worden«, stieß ich hervor. »Jule Bachstein ...«

Er senkte wieder den Kopf, faltete den »Express« zusammen. »Ja, das ist richtig. Na, dann warten Sie mal da draußen.«

»Wir sind die Eltern! Wir wollen jetzt zu ihr, jetzt sofort!«, empörte ich mich.

»Warten Sie draußen in der Halle. Ich benachrichtige die Ärzte, dass Sie da sind.«

Wir werden gezwungen, noch mehr kostbare Sekunden und Minuten verstreichen zu lassen. Ich halte das nicht mehr aus. Wie ein gefangenes Tier laufe ich rastlos hin und her, bis ich merke, dass ich gleich umkippe. Mir wird schwindlig. Ich habe das Atmen vergessen, mich verkrampft. In der Halle gibt es eine Holzbank, auf die ich mich lege. Einatmen, ausatmen ... Das Blut soll in meinen Kopf zurücklaufen ... Einatmen, ausatmen ...

Meine größte Sorge war wirklich, dass ich zusammenklappe, dass ich handlungsunfähig werde. Was die anderen Wartenden dachten, war mir egal.

In der Halle befand sich ein öffentliches Telefon, von dem aus Horst in der Schule anrief. Es war kurz vor zehn, Ende der großen Pause. Er wollte mit Bastian sprechen.

Aus den Augenwinkeln nehme ich einen Arzt in seinem weißen Kittel wahr, wie er den Gang entlang auf mich zukommt. Ich richte mich auf und gehe ihm entgegen.

»Frau Bachstein?«, fragt er mit ruhiger Stimme. Er strahlt Ruhe aus, aber ich spüre auch seine große Anspannung.

Und wieder war es gut für mich, dass er nicht versuchte, es mir »schonend beizubringen«.

Er kommt direkt zur Sache: »Ich muss Ihnen leider mitteilen, dass Ihre Tochter gestorben ist. Der Notärztin ist ein Fehler unterlaufen, sie hat falsch intubiert.«

Ich stehe ihm gegenüber, spüre eine Kälte von den Zehen bis zu den Haarwurzeln und blicke zu Horst hinüber, der den Telefonhörer in der Hand hält und mich anstarrt. Ich nicke nur, er versteht.

Das Schlimmste war eingetroffen ...

Die Notärztin hat falsch intubiert? Ich hatte das Wort

schon einmal gehört, aber was bedeutete es? Gedanken und Fragen schwebten durch meinen Kopf, ich stand unter Schock und begriff überhaupt nichts.

Es hämmerte immer wieder durch meinen Kopf: »Sie ist tot, sie ist tot.«

Wir sind zu spät gekommen.

Mein Mädchen lebt nicht mehr.

Sie ist gegangen und wird nie wiederkommen.

Ich weiß noch, wie fremd meine Stimme klang, als ich mechanisch fragte: »Wäre sie sonst nicht gestorben?«

Der Doktor erwiderte. »Das kann ich Ihnen nicht sagen. Das muss erst die Obduktion ergeben. Die Staatsanwaltschaft ist bereits eingeschaltet.«

»Staatsanwaltschaft?« Ich hatte das Gefühl, in einen Film hineingeraten zu sein, in dem alle das Drehbuch kannten, nur ich nicht.

»Das ist so üblich bei solchen Fällen«, sagte der Arzt. »Sie können nichts dagegen unternehmen.«

Nachdem Horst Bastians Lehrerin in aller Kürze informiert hatte, führte uns der Arzt in ein Zimmer, in dem sich auch eine Liege befand. Ich legte mich gleich darauf, denn mir drohte der Boden unter den Füßen wegzusacken.

»Ich möchte mit einem Klinikseelsorger sprechen, ich brauche jemanden ...«, brachte ich mühsam heraus. Obwohl ich gar nicht wusste, was ich von dem Mann wollte. Mir kam nur in Erinnerung, dass es gut tut, in solchen Situationen mit jemandem zu reden, dem man nicht viel erklären muss, der geschult ist und der nicht versucht, einen zu trösten, wo es keinen Trost gibt.

Der Arzt griff zum Telefon und verständigte einen Seelsorger.

Dann sagte er: »Wenn Sie möchten, können Sie Ihre Tochter noch einmal sehen und Abschied von ihr nehmen.«

5

Als Jule 1989 zur Welt kam und als drittes Kind – heiß ersehnte Tochter nach den zwei Jungen – unsere fünfköpfige Familie komplett machte, waren wir alle überglücklich. Horst und ich hatten durch die beiden Jungen Erfahrung in der Kinderpflege und waren längst nicht mehr so unsicher wie bei Marvin. Unser Nesthäkchen konnten wir viel mehr genießen, und auch die beiden Jungen waren ganz angetan von dem kleinen runden Baby.

Obwohl ich manchmal mit den drei kleinen Kindern nervlich am Ende war – wie wohl jede Mutter in dieser Situation –, war das doch genau die Art von Leben, das wir uns vorgestellt hatten. Wir liebten unsere gemeinsamen Mahlzeiten an dem großen Küchentisch, unsere häufigen Urlaube an der Nordsee, und die Kinder waren ein gutes Team. Marvin und Jule verstanden sich immer besonders gut, und Bastian war froh, nicht länger der Jüngste zu sein.

Jule war als Baby ein richtiger Wonneproppen. Sie aß gerne, unser Pummelchen. Später legte sich das. Und als Kindergartenkind war sie dann ganz schlank, weil sie immer in Bewegung und sportlich aktiv war.

In ihrem Zimmer hielt sich Jule kaum auf, sie war kein Mädchen, das sich gerne zurückzog und für sich spielte. Puppen interessierten sie nicht, jedenfalls nicht zu Hause, wo ihre großen Brüder tobten. Bei Freundinnen spielte sie schon mal mit Barbies, was mich immer sehr erstaunte, wenn es mir die anderen Mütter erzählten.

Zu ihrem fünften Geburtstag bekam sie eine Schaukel mit Turnstangen und Ringen, die wir im Türrahmen befestigten, Marvin und Bastian legten Matratzen darunter. Für Jule war es das reinste Vergnügen, ganze Nachmittage mit ihren Brüdern herumzualbern, zu schaukeln, zu turnen und zu springen.

Jule war die Übermütigste von allen: Mit ihren sieben Jahren hatte sie sich schon drei Mal den Arm gebrochen.

Wenn es nicht regnete, war sie draußen auf der Straße auf der Suche nach »action«.

Sie liebte ihre Skates und ihr Fahrrad. Wenn die Großen auf der Straße Hockey spielten, war sie mit Begeisterung dabei.

War keiner ihrer Freunde da, setzte sie sich – in Radlerhose, T-Shirt, verkehrt herum aufgesetztem Käppi und Turnschuhen – vor unserem Haus auf das Mäuerchen, schlenkerte mit den Füßen und wartete darauf, dass endlich etwas passierte.

Ihren beiden Brüdern samstags beim Fußballspiel zuzuschauen, fand Jule sehr langweilig. Sie war lieber selbst aktiv. Einmal schlug sie in der Halbzeitpause bei einem Samstagsspiel von Marvin quer über das ganze Fußballfeld ein Rad nach dem anderen, wie ein Zirkuskind. Als sie das geschafft hatte, strahlte sie wie ein Honigkuchenpferd.

Vielleicht weil ich selbst ein schüchternes Kind war, erfüllte es mich mit Stolz, so ein selbstbewusstes Mädchen zu haben. Nach den beiden Jungen hätte ich sie manchmal gern ein wenig mädchenhafter gehabt, aber Jule hatte ihren eigenen Kopf.

Mir gefiel besonders, dass sie eine musische Ader hatte. Sie sang gerne, und für den Flötenunterricht, den sie seit der Kindergartenzeit bekam, nahm ich weite Wege mit dem Fahrrad zur Musikschule in Kauf.

Jule war eine witzige, pfiffige Person voller Ideen, die es liebte, sich zu verkleiden. Einmal zog sie Papas Schuhe, Papas Hose, seine Weste und seine Pelzmütze an und stellte sich einfach so ins Wohnzimmer, wo wir wunderbare originelle Schwarz-Weiß-Fotos von ihr machten. Sie steckte sogar den sonst so coolen Bastian an, der sich dann auch fotografieren ließ als sitzender Buddha mit zum Gebet zusammengelegten Händen und gesenktem Kopf, auf dem Haupt die Kosaken-Pelzmütze.

Jule konnte sich sehr gut vor einer Kamera präsentieren. Manchmal warf sie sich auch einfach eine Decke über, robbte auf dem Boden wie eine Raupe und klopfte an die Wohnzimmertür, um uns zu überraschen. Oder sie spielte Gespenst.

Im Flur vor Jules früherem Zimmer hängen viele Zeichnungen von ihr. Sie beschäftigte sich gern kreativ.

Auf einem Bild steht: »Das ist der Schlüssel, ich mag Sie, Schätzchen.« Das schrieb sie, als sie gerade in der ersten Klasse war. Darunter malte sie den Schlüssel von unserem Badezimmer ... Ich erinnere mich noch gut an die Geschichte, die zu diesem Bild gehört: Ich war im Bad und hatte abgeschlossen. Sie schob ein Blatt unter der Tür durch, stieß mit einem Schraubenzieher den Schlüssel aus dem Schloss und holte ihn so zu sich nach außen. Damit war ich eingesperrt. Und sie hatte den Schlüssel. Dann schrieb sie diesen Satz auf, malte den Schlüssel ab und schob das Papier unter der Tür hindurch zu mir. Das fand sie total witzig. Jule hatte eine diebische Freude daran, mich überlistet zu haben.

Oft hinterließ sie kleine Zettel. »Ich hab dich lieb, deine Jule« oder »für dich, Mama«. Für die Oma hatte sie einen Brief begonnen mit *»Liebe Oma, bei unz ist es so schön ...«*

In einer Mappe auf ihrem Schreibtisch fand ich einen Malblock, auf dem stand in ihrer krakeligen Erstklässlerschrift in großen Buchstaben: »JULE und Mama und Papa und Marvin und Bastian und Oma und Opa, das ist die ganze Familie. Du bist schön und die Wolken sind blau.«

Solange ich zurückdenken kann, wollte Jule immer kurze Haare haben. Zu meinem Leidwesen sah sie dann wie ein Junge aus. Darüber führten wir einige Diskussionen. Ich wollte, weil ich doch nun endlich nach zwei Jungen ein Mädchen hatte, dass sie auch wie ein Mädchen aussah. Außerdem stand ihr langes Haar gut, und so habe ich mich mit mütterlicher Diplomatie immer wieder durchgesetzt.

Zum Schulanfang hatte sie die Frisur, die »Mutter« wollte.

Am Dienstag vor ihrem Tod war ich mit ihr beim Friseur, der ihr die Haare so kurz schneiden durfte, wie sie es wollte. Ich überließ sie einem jungen Mann mit einem Nasen-Piercing, während ich die Bücherei besuchte. Die beiden unterhielten sich prächtig, und Jule genoss dieses besondere Ereignis.

Doch am Ende sollte ich überraschenderweise fast das Doppelte von dem bezahlen, was es vor sechs Wochen noch gekostet hatte. Obwohl ich sonst nicht kleinlich bin, begann ich eine Auseinandersetzung mit der Dame an der Kasse. Ich fühlte mich überrumpelt und fand den Preis unangemessen für einen Kinderhaarschnitt! Mit Jule an der Hand verließ ich den Laden.

Ich murmelte ärgerlich: »Da gehen wir nie mehr hin ...«

6

Horst traf seine Entscheidung sofort: »Ja, ich möchte meine Tochter sehen.«

Ich schüttelte den Kopf. Was ist richtig, was ist falsch, was soll ich bloß tun ... »Ich weiß nicht«, murmelte ich. »Ich weiß nicht, ob ich das kann.«

»Ich kann Ihnen da leider nicht raten«, erwiderte der Arzt betroffen. »Es ist gewiss kein schöner Anblick. Ihre Tochter hat noch zwei Schläuche in der Nase, die wir als Beweismittel drin gelassen haben.«

In diesem Moment betrat der Seelsorger das Zimmer. Auf einer bestimmten Ebene fühlte ich mich erleichtert, war froh, jemanden bei mir zu haben, der mich auffangen konnte und mich verstehen würde. Der die richtigen Worte finden und jede Reaktion von mir akzeptieren würde und damit umgehen konnte.

Der Arzt führte Horst in das Behandlungszimmer, in dem Jule lag. Ich blieb mit diesem Mann, der eine schwarze Jacke trug, allein zurück. Er stellte sich kurz vor und erklärte, dass er von der ökumenischen Klinikseelsorge sei. Er selber sei katholischer Pfarrer. Obwohl ich evangelisch bin, spielte das keine Rolle für mich.

Dann schilderte ich meine Unsicherheit darüber, was ich nun tun solle. »Ich habe Angst, meine Tochter anzuschauen. Ich weiß nicht, ob ich das schaffe, ob ich mir das zutrauen kann ...«

Der Pfarrer ließ mich reden und machte nicht den

Fehler, mir einen Rat zu geben, sondern brachte mich durch geschickte Gegenfragen und Rückmeldungen dazu, mir meine eigene Meinung zu bilden. »Wie stellen Sie sich denn vor, dass Ihre Tochter aussieht?«, fragte er mich.

Ich beschrieb es ihm und geriet ins Phantasieren. Auf einmal wusste ich, dass mein totes Kind in meinen Gedanken schon viel schrecklicher aussah, als es in Wirklichkeit jemals sein konnte.

Diese Phantasien wirst du nie wieder los, wenn du jetzt nicht zu deinem Kind gehst!, erkannte ich. Grausame Horrorbilder stürzten auf mich ein. Wieder wurde meine Angst übermächtig, völlig zusammenzubrechen und – nun ja, einfach auszusetzen inmitten dieser unfassbaren Szene in einem Arztzimmer in einer Kölner Klinik.

Wie sollte ich es bloß schaffen, mich von Jule zu verabschieden? Woher sollte ich die Kraft nehmen?

»Ich will jetzt zu ihr«, sagte ich, als Horst mit dem Arzt zurückkehrte. Mein Entschluss stand fest. Jetzt in dieser Situation war das die einzig richtige Entscheidung.

Ich blickte zu Horst: »Und?«

Er konnte nicht viel sagen oder auf mich eingehen, aber ich merkte, dass es okay war, wenn ich zu ihr ging.

Gern wäre ich allein mit ihr gewesen. Nur sie und ich, ungestört in diesem Operationszimmer. Ich ging als Erste in den Raum. Hinter mir Horst und der Arzt, der sehr besorgt um mich zu sein schien. Meine Wahrnehmung war absolut konzentriert auf Jule, in diesem Sinne war ich hellwach, doch alles andere um mich herum versank in Watte, drang nur wie aus weiter Ferne zu mir durch.

Die Angst des Arztes vermittelte mir Unbehagen. Er

sorgte sich um mich, aber er sollte mich nur bei Jule sein lassen. Sie ist doch mein Kind! Ich konnte mich nicht wehren, konnte nicht klar sagen: »Geht weg, und lasst mich mit meiner Tochter allein!«

Der Raum war eine Art Notfallaufnahme, klein und unpersönlich. In der Mitte eine fahrbare Liege. Darauf lag Jule, ganz zudeckt mit einem weißen Laken.

Eine Frau mit einem Schrubber hantiert und putzt vor meinen Augen. Ich fühle mich unangenehm begafft, von einer Fremden beobachtet in meinem Schmerz.

Erst viel später dachte ich empört, warum musste man zu dem Zeitpunkt ausgerechnet dieses Zimmer säubern! In einer anderen Situation hätte ich gesagt: »So. Und nun alle raus hier, ich will jetzt allein sein.« Aber das konnte ich nicht artikulieren, dazu war ich unfähig.

Ich gehe langsam zu der Liege und decke das Tuch, mit dem Jule zugedeckt ist, vorsichtig auf.

Da liegt mein Kind.

Sie sieht wie verklärt aus, überirdisch schön, heilig – trotz der Schläuche und obwohl ihr Kiefer mit einem Tuch fixiert ist.

Ich wusste, Jule ist nicht mehr hier. Was ich sehe, ist ihr Körper, von dem ich mich nun verabschiede. Jule ist geborgen, in Sicherheit, bei Gott. Sie muss etwas Wunderbares erlebt haben ... Woher kommt sonst dieses himmlische, verklärte Strahlen? Ich empfinde es als großes Geschenk, dass ich das so erlebte, und bin dankbar dafür.

Vor mir bewegt diese Frau den Schrubber hin und her, hin und her.

Ich streichele Jule über das Haar, küsse sie auf die Stirn und ziehe das Tuch noch ein wenig weiter runter. Da bemerke ich angespannte Bewegung hinter mir, als befürchte man eine Panikreaktion.

Ich nehme Jules Arm, hebe ihn an und spüre seine schwere Entspanntheit.

Ich küsse ihren Handrücken, der sich noch warm anfühlt, und sehe den verschmierten Stempelaufdruck eines grünen Schmetterlings.

Im Arztzimmer wartete der Klinikseelsorger. Wir beteten miteinander das Vaterunser.

* * *

Mit einer großen Leere in unseren Herzen fuhren Horst und ich nach Hause. Wir sprachen kaum.

Ich dachte an Marvin und Bastian. Wie würden sie den Tod ihrer Schwester aufnehmen?

Und dann die geliebten Großeltern, die ihre kleine Enkelin vermissen würden ... Wie sollten wir ihnen *das* nur sagen? Und Maria, unsere Freunde, Verwandte, alle anderen, die Jule liebten ...

Zuerst holten wir Bastian von der Schule ab. Ich nahm an, dass die Lehrerin, die Bescheid wusste, mit ihm darüber gesprochen hatte, dass seine Schwester gestorben war.

Nachdem wir angeklopft hatten, kam Frau Kruse allein aus dem Klassenzimmer. Sie umarmte mich mitfühlend, bevor sie Bastian holte. Ich drückte meinen Jungen an mich und hielt seine Hand, als wir zum Wagen gingen.

Auf dem Weg zum Auto sagte ich: »Frau Kruse hat sicher schon mit dir gesprochen und dir erzählt, dass Jule gestorben ist ...«

Zunächst reagierte er überhaupt nicht.

Dann erkannte ich an seinem entsetzten Blick, dass er auf diese Nachricht nicht vorbereitet war. Mir fuhr ein

Schrecken in die Glieder, als mir bewusst wurde, wie tief ihn meine Worte getroffen hatten. Ich hätte es doch ganz anders begonnen, wenn ich gewusst hätte, dass er ahnungslos war ... So kindgemäß wie möglich versuchte ich dann, Bastian zu erzählen, was passiert war.

Auf dem Weg nach Hause hielt Horst den Wagen am Seitenrand an, weil er auf der gegenüberliegenden Seite eine Nachbarin bemerkt hatte. Er kurbelte das Fenster herunter, lehnte sich heraus und rief: »Sie ist tot!«

Ich dachte, ich überlebe es nicht. Diese unvermittelte, schonungslose Offenheit, ohne Schnörkel und ohne Verschleierung, traf mich wie ein Hammerschlag. Nicht, sie ist »eingeschlafen« oder »verschieden« oder »von uns gegangen«. Nur: »Sie ist tot.«

Obwohl ich mich in diesem Augenblick wie vor den Kopf gestoßen und tief verletzt fühlte, erkannte ich im Nachhinein, dass dies genau die Art war, die mich mit meiner Trauer leben lässt: offen, ehrlich, wahrhaftig. So schlimm, wie es war, so musste es ausgesprochen werden.

* * *

Als wir mit dem Auto in unsere Straße einbogen, standen einige Leute aus der Nachbarschaft mit bedrückten Gesichtern auf dem Gehweg. Wir gingen auf sie zu.

»Jule ist gestorben.« Mehr konnten wir nicht sagen.

Marvin saß am Küchentisch. Er schaute uns entgegen und wusste Bescheid. Die Tränen liefen ihm über das Gesicht. Ich nahm ihn in die Arme und hielt ihn ganz fest. »Sie hat es nicht geschafft«, flüsterte ich.

Marvin lief in sein Zimmer, und hinter der verschlossenen Tür: Totenstille.

Später sah ich Marvin in Jules Bett liegen.

Wir alle kuschelten uns an diesem schrecklichen Tag in ihr Bett. Das Plumeau und das Kopfkissen rochen nach ihr, und wir waren ihr noch einmal ganz nah.

Ich glaube, für die Geschwister ist so ein Schlag in gewisser Weise noch schlimmer als für uns Eltern. Wir Erwachsenen können Techniken und Taktiken entwickeln, um so eine Lebenskrise irgendwie zu überstehen, aber unsere beiden Jungen waren dem allen ganz wehrlos ausgeliefert.

Am Nachmittag überstürzten sich die Ereignisse, wir kamen überhaupt nicht zur Besinnung. In einer Situation, wo ich nur allein sein wollte, musste ich viele Sachen bedenken, erledigen, organisieren.

Obwohl wir keinen Appetit hatten, aßen wir eine Kleinigkeit. Ich kochte Tee.

Dann mussten wir die Großeltern, unsere Geschwister, Verwandte, Freunde anrufen, um ihnen das Schreckliche mitzuteilen.

»Das Schlimmste ist passiert, Jule ist tot. Sei mir nicht böse, aber mehr kann ich jetzt nicht sagen.« Meine Freundin Maria fiel einfach um, wie sie mir später erzählte. So etwas sei ihr noch nie passiert.

Kurz darauf rief sie mich wieder an: »Ich habe mit Martin gesprochen. Wir kommen auf jeden Fall heute noch zu euch. Wir müssen euch in die Arme nehmen. Wir würden am liebsten über Nacht bei euch bleiben. Wir bringen alles mit: Schlafsäcke, Isomatten ... Ihr braucht euch um nichts zu kümmern. Wenn ihr lieber allein sein wollt, fahren wir abends wieder nach Hause. Aber wir müssen einfach kommen.«

Dann klingelte es an der Tür. Eine Frau und ein Mann

von der Kriminalpolizei wollten ein Protokoll von Marvin aufnehmen. Warum das?

Man klärte uns auf, dass gegen die Notärztin ermittelt wurde.

Marvin erzählte alles, was er wusste, wie und was er gesehen und gehört hatte.

Danach erklärte Horst, dass er mit den beiden Jungen zum Fußballplatz fahren wollte. Ich war einverstanden. Die drei brauchten es, sich körperlich abzureagieren.

Kurz nachdem sie gefahren waren und ich allein in dem großen, stillen Haus war, klingelte es erneut an der Tür.

Ein mir unbekannter Mann stand in der Haustür, nachdem ich den Summer gedrückt hatte.

Er wirkte jung, so Mitte dreißig. Ich fand ihn auf den ersten Blick sympathisch, aber ich hatte keine Ahnung, wer er war.

Er machte einen unsicheren, verlegenen Eindruck und blieb im Eingang stehen, während ich aus einiger Entfernung von der Treppe aus abwartete.

»Ich weiß nicht, was ich sagen soll«, begann er mit leiser Stimme. »Mein Name ist Hans Görgens, ich bin der Autofahrer ...«

Ich verstand und bat ihn mit einer Geste nach oben in die Wohnung. Bereits bei dieser ersten Begegnung fand ich es mutig, dass er das Gespräch mit uns suchte.

»Ich hatte große Angst, zu Ihnen zu kommen«, erzählte er, als wir uns im Wohnzimmer gesetzt hatten. »Ich habe keine Ahnung, wie man sich in so einer Situation verhält – ich bin total fertig.« Er fragte, ob er rauchen dürfe, und als ich nickte und ihm den Aschenbecher für Besucher zuschob, steckte er sich mit zittrigen Händen eine Zigarette an.

»Ich bin froh, dass sie gekommen sind«, erwiderte ich.

Er schüttelte immer wieder ratlos den Kopf, als er begann, den Unfallhergang aus seiner Sicht zu schildern: »Da war nichts, ich habe überhaupt nichts gesehen – und dann dieser dumpfe Schlag ...« Er streifte umständlich die Asche ab. »Es tut mir so Leid. Das musste ich Ihnen einfach sagen. Ich weiß, es klingt abgedroschen, aber mir fehlen die Worte.« Er sprach in abgehackten Sätzen.

Ich nickte nur und empfand seinen Besuch und seine Worte als tröstlich und hilfreich.

Obwohl ich einerseits hellwach war, erlebte ich auf einer anderen Ebene alles unwirklich, wie in Trance.

Langsam richtete er sich auf, drückte die nur halb gerauchte Zigarette aus und sprach mit festerer Stimme. Ich horchte auf.

»Es ist mir wirklich ein Rätsel, warum Ihr Kind so schnell gestorben ist. Ich kann das gar nicht verstehen ...« Dann sagte er einen Satz, der mich in den nächsten Monaten verfolgen sollte: »Ihre Tochter war doch noch so fit. Ich habe sie ja gleich nach dem Unfall gesehen. Der Mann, der sie im Arm hielt, sagte immer wieder: ›Kind, hast du Glück gehabt.‹ Genau, was ich auch gedacht habe.« Er rieb sich mit den Händen über die Augen.

»Wissen Sie, Herr Görgens«, begann ich mühsam, »als wir heute Vormittag in der Kölner Klinik erfuhren, dass Jule gestorben ist, sagte der Arzt zu uns, dass der Notärztin ein Fehler unterlaufen ist. Und dass die Staatsanwaltschaft eingeschaltet ist und eine Obduktion vorgenommen wird.«

Herr Görgens blickte erstaunt auf und schien ebenso ratlos wie ich selber.

Bevor wir uns verabschiedeten, erkundigte er sich, ob wir schon den Beerdigungstermin wüssten.

Ich war wie betäubt. Was reden wir hier eigentlich die ganze Zeit? Nein, einen Beerdigungstermin gab es noch nicht ...

Ich begleitete den Mann zur Haustür und sah vor der Tür einen Wagen, in dem seine Partnerin gewartet hatte.

»Ihre Frau hätte doch mit hereinkommen können«, sagte ich überrascht.

»Ich hab ja nicht gewusst, ob Sie mich gleich wieder hinauswerfen«, erwiderte er zögernd.

Zu keinem Zeitpunkt machte ich diesen Mann für irgendetwas verantwortlich, denn auch aus damaliger Sicht hatte er sich nach meinem Verständnis nichts zuschulden kommen lassen: Er war morgens auf dem Weg zur Arbeit eine Hauptverkehrsstraße mit knapp 50 Stundenkilometern entlanggefahren, und unser kleines Mädchen war so schnell zwischen den geparkten Autos aufgetaucht, dass der Mann keine Chance hatte, den Unfall zu verhindern. Er hatte nur diesen schrecklichen Aufprall gehört ...

Mich überfiel an diesem Tag viel eher eine verzweifelte Wut auf Jule: Wie konntest du so dumm sein, auf die Straße zu laufen? Wie oft habe ich es dir erklärt! Wie konntest du nur so dumm sein ... Und gleichzeitig verspürte ich so etwas wie Schuldgefühle. Habe ich es ihr wirklich oft genug gesagt? Habe ich es ihr kindgemäß erklärt?

Im Lauf der nächsten Monate, während ich diese Gedanken immer wieder reflektierte, zog ich den Schluss, dass ich nichts unterlassen hatte, um meine Tochter gut auf den Straßenverkehr vorzubereiten. Sie verhielt sich auch meistens vernünftig.

Wenn sie bei uns vor der Tür mit anderen Kindern spielte, war sie die Erste, die rief: »Vorsicht! Da kommt ein Auto!« Trotzdem war sie natürlich mit ihren sieben Jahren wie alle Kinder unberechenbar und verspielt. In dieser Situation auf dem Schulweg am Unfallmorgen vergaß sie beim Spielen alles. Das ist der Schluss, zu dem ich für mich gelangt bin.

Während der Zeiten, in denen ich in grüblerische Stimmung versank, dachte ich auch darüber nach, ob ich mein drittes Kind zu früh selbstständig werden ließ ... Aber nein. Du kannst deine Kinder nicht anbinden, du kannst sie nicht Tag und Nacht beschützen. Irgendwann musst du sie alleine losziehen lassen, obwohl überall und jederzeit irgendetwas passieren kann.

An dieser Erkenntnis änderte auch der Tod meiner Tochter nichts.

Ich kann, darf und will meine beiden Söhne auch jetzt nicht überängstlich festhalten, obwohl ich damit nach Jules Tod mehr Schwierigkeiten habe als vorher. Immer wieder muss ich das Loslassen neu und bewusst üben.

Ich fand es gut und sehr mutig, dass Herr Görgens den Kontakt zu uns aufnahm. Noch besser und hilfreicher hätte ich es gefunden, wenn sich die Notärztin selbst oder deren Vorgesetzte bei uns gemeldet hätten oder persönlich zu uns gekommen wären. Dann hätte sich bestimmt vieles in den nächsten Jahren anders entwickelt ...

Nachdem der Autofahrer gegangen war und ich noch einmal über unser Gespräch nachdachte, schoss mir immer wieder der eine Satz durch den Kopf. »Ihre Tochter war doch noch so fit.«

Wieso behauptete Herr Görgens, meine Tochter wäre

nach dem Unfall noch »so fit« gewesen? Wie kann das sein? Schließlich ist mein Kind doch gestorben! Panik ergriff mich.

Fast gleichzeitig drang eine andere unverständliche Bemerkung des Arztes aus dem Krankenhaus in mein Bewusstsein. Ich hatte nur begriffen: »Dein Kind ist tot«, aber jetzt wollte ich sofort und auf der Stelle wissen, was »falsch intubieren« wirklich bedeutet.

Was sollte ich tun? Wen konnte ich fragen?

Mir fiel der Bruder meiner Freundin Uta ein, der Allgemeinarzt in Oberhausen ist.

Ich ging ans Telefon und ließ mir von der Auskunft die gewünschte Nummer geben.

Die Praxishelferin meldete sich.

»Ich möchte den Doktor sprechen.«

»Worum geht es?«, erkundigte sich die Helferin distanziert.

Ich hörte mich sagen: »Um den Tod meines Kindes.«

Während ich diesen Satz aussprach, hatte ich das Gefühl, jemand ganz anderes mit einer mir fremden Stimme redete. Wieso spreche ich vom »Tod meines Kindes«? Alles kam mir vor wie ein Traum, in dem es drunter und drüber geht und wo vor den schmerzvollsten Gefühlen eine Art Barriere steht, damit sie nicht das Innerste und das Verstehen erreichen. Alles nicht wahr, gar nicht echt ...

Ich wurde sofort durchgestellt. Klaus kannte Jule seit Jahren durch die gemeinsamen Urlaube mit Uta, Leo und den Kindern.

Ohne große Vorbemerkungen sagte ich: »Jule ist heute Morgen gestorben. Sie hatte einen Unfall. Eine Notärztin hat falsch intubiert.« Meine Stimme zitterte. »Ich verstehe nicht, was das bedeutet.«

Er schluchzte auf. Seine Stimme klang rau, fast heiser: »Wenn falsch intubiert wurde, heißt das, dass der Schlauch für die künstliche Beatmung statt in die Luftröhre in die Speiseröhre gesteckt wurde«, sagte er.

Mechanisch lege ich den Hörer auf, nachdem er mir versichert hatte, dass ich ihn jederzeit anrufen könnte, wenn ich Hilfe brauchte.

Die Panik schnürte mir die Kehle zu. Rastlos lief ich in der Wohnung umher. Tausend Gedanken schossen mir durch den Kopf: »Wenn die mein Kind umgebracht hat, dann ... Nein, nein, nein ... Das darf nicht wahr sein! Das überlebe ich nicht! Nein, das glaube ich nicht.« Die Angst in mir griff weiter um sich, breitete sich aus, nahm Besitz von mir.

Ich rief einen zweiten Arzt an, von dem ich wusste, dass er sich sehr in einer Freikirche engagierte. Ich brauche einen, der mich nicht anlügt, dachte ich diffus und unsinnig.

»Ja, bitte – um was geht es?«, meldete er sich.

»Ich bin die Mutter, deren Kind heute früh gestorben ist. Würden Sie mir erklären, was falsch intubieren heißt?«

Er wusste bereits Bescheid, denn er arbeitet in der Klinik, in die Jule eingeliefert worden war. Ich hörte das Gleiche noch einmal mit anderen Worten. Und: »Aus meiner früheren Arbeit in der Waldklinik kenne ich die betreffende Notärztin. Sie war eine immer zuverlässige und kompetente Kollegin.«

Ich legte auf und blieb wie angewurzelt neben dem Telefon stehen. Alles drehte sich um mich. Aus der Tiefe meiner Seele stieg eine Erkenntnis hoch: »Wenn diese Frau mein Kind umgebracht hat – das verkrafte ich nicht. Wenn sie mein Kind getötet hat, bringe ich sie um.« So durfte Jule nicht gestorben sein.

In mir überschlugen sich die Gedanken. Wenn diese Notärztin in der Waldklinik arbeitete, dann waren wohl die dortigen Chefärzte zuständig und verantwortlich ... Im Telefonbuch fand ich die Nummer des Krankenhauses.

Ich wollte mir von einem Verantwortlichen erklären lassen, wie und warum meine Tochter gestorben war.

Meine Gedanken wiederholten sich stetig. »Sie war noch so fit ...« – »Die Ärztin hat falsch intubiert ...« Ohne dass ich sie in meinem Schockzustand in einen geordneten Zusammenhang bringen konnte, ließen mich diese Bemerkungen nicht mehr los.

In der Waldklinik war keiner der Chefärzte zu erreichen. Aber die Dame vom Empfang wusste gleich, als sie hörte, dass es um den Unfall am Morgen ging, um welche Notärztin es sich handelte.

Zu meiner Überraschung versuchte sie von sich aus, mich mit dieser Frau Dr. Fiedler zu verbinden.

Auch sie war nicht erreichbar.

* * *

Am Abend reisten Maria, Martin und ihre Kinder aus Bonn an und bauten mit Isomatten und Schlafsäcken ein Matratzenlager im Wohnzimmer auf, um uns in dieser ersten Nacht ohne Jule beizustehen. Für mich war die Anwesenheit meiner Freunde, ihre Nähe und ihre Fürsorge, sehr wichtig und an diesem Tag die größte Hilfe.

Wir erzählten den beiden alles, was wir bislang über den Unfallhergang und die Folgen wussten. Ich wiederholte mich andauernd. Es war, als ob das Entsetzliche erst durch das ständige Erzählen langsam wahr werden konnte. Ich wollte auch von Martin, der Arzt ist, wissen, *wie* Jule gestorben ist. Ob sie schrecklich leiden musste, ob sie Todesangst hatte, ob sie qualvoll erstickte ... All diese unbeantworteten Fragen quälten mich von Anfang an.

Martin erklärte uns genau, wann intubiert wird und was passiert, wenn der Beatmungsschlauch im Magen statt in der Lunge steckt.

Als Mediziner sah Martin das Unglück auch aus einer anderen Perspektive. Ganz spontan sagte er: »Wenn dir das als Arzt passiert, kannst du dich nur noch erschießen.«

Ich stutzte und erkannte, wie furchtbar es für die Notärztin sein musste, falls Jule tatsächlich aufgrund ihrer Fehlintubation gestorben war. Trotz meines Schmerzes drang diese Bemerkung zu mir durch und rührte mich an. Dadurch dass mein Freund dieses Mitgefühl für die Kollegin äußerte, gelang es mir, mich auf einmal in die Situation dieser jungen Frau, der Notärztin, hineinzuversetzen.

Wenn das Martin passiert wäre ... Welche Auswirkung hätte das auf Maria und die Kinder?

Ich erinnerte mich an eine ehemalige Klassenkameradin. Diese hatte einen Unfall verursacht, bei dem ein junger Familienvater getötet worden war. Ein grenzenloses Erbarmen überkam mich damals, als ich sie bei einem Klassentreffen wiedersah. Die Bewegungen waren eingefroren, die Gesichtszüge maskenhaft, erstarrt. Sie sah um Jahre gealtert aus.

Ich dachte auch an die Ärzte, die ich von meiner Ausbildung in Gesprächsführung kenne. Junge Frauen und Männer, voller Hoffnung und Enthusiasmus, die ihren Traumberuf ausüben. Ich erlebte sie privat in einer Gruppe von Auszubildenden, nicht im weißen Kittel. Drei unserer Ausbilder waren Mediziner – liebenswerte, sympathische Menschen mit Sehnsüchten, Träumen, Enttäuschungen, wie ich. Unvorstellbar, wenn einem von ihnen ein tödlicher Fehler unterlaufen würde.

In dieser Nacht schliefen unsere beiden Söhne bei uns im Schlafzimmer. Instinktiv rückten wir zusammen.

7

Der Anruf von Frau Dr. Michaela Fiedler kam am nächsten Tag.

Sie stellte sich vor und begann: »Sie wollten mich sprechen?« Ihre Stimme klang angenehm, was mich irgendwie beruhigte.

»Eigentlich wollte ich gestern einen der Chefärzte sprechen, aber Sie können mir meine Fragen sicher besser beantworten. Sie sind doch die Ärztin, die als Erste bei Jule am Unfallort war und die auch im Krankenwagen mitgefahren ist, oder?«

»Ja, genau ...«

Ich zitterte am ganzen Körper und musste mich sehr anstrengen, um meine Stimme unter Kontrolle zu halten. Ich wollte jetzt nur zuhören und verstehen, was wirklich im Krankenwagen passiert war. Mir war nicht nach Diskutieren zu Mute. Ich musste aufpassen, mich nicht von meinen Gefühlen wegschwemmen zu lassen.

Dr. Michaela Fiedler räusperte sich und erklärte dann bereitwillig: »Ihre Tochter hatte ein schweres Schädelhirntrauma. Als ich die Unfallstelle erreichte, untersuchte ich sie sofort. Zuerst war ihre Tochter noch ansprechbar. Sie schrie und hatte Angst vor einer Spritze. Nachdem wir Ihre Tochter in den Krankenwagen gebracht hatten, stellte ich eine Pupillendifferenz fest und bemerkte, dass sie eintrübte. Ich musste intubieren, sonst wäre sie mir unter den Händen weggestorben.«

Ich glaube, ein gutes Gespür für Menschen zu haben, und wusste, dass diese Frau mich nicht anlog. Genau so musste es gewesen sein. Ohne künstliche Beatmung wäre Jule im Krankenwagen gestorben.

Nach diesem Telefonat stellte sich die Situation für mich so dar:

Meine Tochter hatte bei einem Verkehrsunfall ein schweres Schädelhirntrauma erlitten, bei dem die Notärztin nichts mehr ausrichten konnte. Hätte Jule den Unfall überlebt, wäre sie in Folge der Schädel-Hirn-Verletzung geistig und körperlich schwer behindert gewesen. Diese Vorstellung, unser munteres, aufgewecktes Mädchen als Pflegefall zu sehen, war unerträglich.

Der Notärztin war zwar ein Fehler unterlaufen, aber Jule wäre sowieso gestorben ... Auf diese Position zog ich mich zurück.

Ich würde lernen, das Unglaubliche zu ertragen und damit zu leben.

* * *

In der Woche nach dem Unfall ging es bei uns drunter und drüber. Einmal besuchte mich Silkes Mutter gemeinsam mit ihrer Tochter. Das Mädchen erzählte mir aus ihrer Sicht, was auf dem Schulweg passiert war. Für mich war es sehr wichtig, diese letzte halbe Stunde in Jules Leben mit ihrer Hilfe rekonstruieren zu können.

Nachbarn schauten vorbei, brachten Suppe und Kuchen, Freunde tauchten auf, um sich nach uns zu erkundigen, der Pastor stand vor der Tür, um das Begräbnis mit uns zu besprechen, ein Bestattungsunternehmen musste ausgewählt werden, die Kripo befragte unsere Familie ...

Wir mussten eine Trauerfeier organisieren, beim Beerdigungsinstitut einen Sarg aussuchen, die Traueranzeige aufgeben, auf dem Friedhof ein Grab wählen, und das alles, obwohl unsere Nerven blank lagen.

Ich kann verstehen, dass manche Trauernden zum Bestatter sagen: »Erledigen Sie das bitte für uns, wir können nicht mehr ...«

In der zweiten Nacht nach Jules Tod kam es zu einem richtigen Familienstreit. Bastian hatte sich in seinem Zimmer eingeschlossen und die Tür nicht mehr geöffnet.

Ich fürchtete, er könnte sich etwas antun, und wurde regelrecht hysterisch. Von meiner Angst angesteckt, rastete Horst völlig aus, drohte unserem Sohn, die Tür einzuschlagen, wenn er sie nicht sofort öffnete. Das war ganz furchtbar, und am Ende schrien und heulten wir alle.

Ich war so aufgewühlt und fertig nach diesem Vorfall, dass ich noch mal eine Runde um den Block ging. Ich hatte das Gefühl zu ersticken und niemals mehr zur Ruhe kommen zu können.

Würde jetzt unsere Familie und unsere Ehe zerbrechen?

Von meiner Hausärztin hatte ich mir ein pflanzliches Beruhigungsmittel verschreiben lassen, damit ich nachts wenigstens ein paar Stunden Erholung fand. Sehr lange Zeit hatte ich erhebliche Schlafprobleme. Unzählige Gedanken und Bilder flimmerten nur so durch meinen Kopf. Von Ruhe nichts zu spüren.

Als ich das Rezept entgegennahm, las ich, dass sie mir außerdem Psychopharmaka verordnen wollte.

Ich blickte sie verwundert an.

»Nehmen Sie das. Das wird Ihnen helfen«, sagte meine Hausärztin besorgt.

»Das will ich nicht, das brauche ich nicht. Ich werde meinen Schmerz nicht betäuben – irgendwann muss ich mich ihm ja doch stellen.«

»Sie wissen nicht, wie Sie sich noch fühlen werden. Die Beerdigung steht Ihnen ja auch noch bevor ... Holen Sie sich das Medikament, dann ist es für den Notfall verfügbar.«

Ich holte die Medikamente aus der Apotheke, rührte »das Zeug« aber nie an – obwohl das pflanzliche Schlafmittel kaum Wirkung zeigte. Die Nächte waren für mich ein einziger Albtraum.

Wenn ich aufwachte, war es eine Sekunde so wie früher.

Wenn das Bewusstsein kam, erwachte auch langsam die Erinnerung: »Einen Stock tiefer befinden sich drei Kinderzimmer – eines davon ist leer und wird nie wieder von Jule bewohnt werden ...«

Das war ganz schlimm. Schlecht schlafen und sich dann morgens neu sortieren, aufwachen und langsam realisieren: Jule ist nicht mehr da.

In einer dieser Nächte dachte ich, dass eine Mutter neun Monate Zeit hat, sich auf ihr Baby vorzubereiten, neun Monate wird ein Kind im Leib ausgetragen. Neun Monate, dich daran zu gewöhnen, dass ein neuer Mensch in dir heranwächst und du Mutter wirst. Es kann nicht von heute auf morgen passieren, dass du begreifst, dass dein Kind nicht mehr lebt.

Ich habe es jedenfalls nicht gekonnt.

»Warum hast du denn für fünf gedeckt?«, fragte Horst einmal, und ich heulte Rotz und Wasser und fühlte mich abgrundtief elend. Sieben Jahre lang waren wir zu fünft gewesen, vielleicht dauert es sieben Jahre, bis es mir nicht mehr passiert, dass ich ein Gedeck zu viel auflege.

Ganz tief in mir spüre ich immer ein feines sonderbares Ziehen, wenn ich Familien mit drei Kindern begegne ...

Einmal erkundigte ich mich am Bahnhofsschalter nach dem günstigsten Fahrpreis nach Zürich, und der Beamte nannte mir die Summe.

Ich fragte: »War das nicht mal billiger?«

»Ja, wenn Sie drei Kinder hätten, könnten Sie mit dem ›Karnickel-Pass‹ natürlich günstiger fahren.«

Ich schluckte und sagte: »Wir hatten drei Kinder, aber unsere kleine Tochter ist gestorben – ein Arztfehler.«

Er sagte nur: »Scheiße«, und reichte mir die Fahrkarten.

Noch vor der Beerdigung stand eines Tages eine Frau, deren Sohn in Jules Schule geht, vor unserer Tür.

Ich bat sie herein, und als sie sich gesetzt hatte, sagte sie ganz unvermittelt zu mir: »Frau Bachstein, ich kann mir gar nicht vorstellen, wie es Ihnen jetzt geht.«

Mir ging durch den Kopf: »Du wirst dir doch denken können, dass es mir entsetzlich schlecht geht.«

Vermutlich kann niemand einer trauernden Mutter gegenüber die richtigen Worte finden. Heute glaube ich, dass diese Frau nicht gewusst hat, was sie sagen soll. Wahrscheinlich wollte sie es besonders gut machen. Doch damals reagierte ich auf alles mimosenhaft.

In den Arm genommen werden, ohne Worte, miteinander weinen, war für mich immer das Beste gewesen.

Im weiteren Verlauf des Gesprächs versuchte diese Frau mich wortreich zu überzeugen, dass keines der Kinder, die auf dem Schulweg dabei waren, dafür verantwortlich zu machen sei, dass Jule auf die Fahrbahn geriet. Es gäbe da Gerüchte ...

Was interessierten mich die anderen Kinder! Mein Kind war gestorben, die anderen lebten.

Ich konnte das Gespräch nicht vergessen, immer wieder spukten Wortfetzen davon in meinem Kopf herum.

Noch Wochen später spürte ich Wut in mir hochkriechen, vermischt mit Enttäuschung. Wie konnte nur jemand annehmen, dass ich einem der anderen Kinder eine Schuld geben würde? Das hatte ich ja noch nicht mal in Bezug auf den Autofahrer gedacht.

Ich entschloss mich, die Frau anzurufen und ein Treffen zu vereinbaren.

»Mir geht der Besuch von Ihnen nach Jules Tod immer noch nach. Ich nehme Ihnen einfach nicht ab, dass Sie sich nicht vorstellen konnten, wie es mir zu dem Zeitpunkt ging. Und dass Sie glaubten, ich könnte anderen Kindern die Schuld geben ... Das hat mich wirklich getroffen.«

Mit tränenerstickter Stimme sagte sie: »Wir hatten vor einigen Jahren auch einen Todesfall in der Familie. Das Kind meines Bruders ist gestorben ...«

Plötzlich verstand ich.

Sie fuhr fort: »Wenn ich mit meinem Bruder telefoniere, spricht er nie über den Tod von Carolina, auch nicht, wenn ich am Todestag anrufe.«

Vielleicht, weil du mit dem Tod nicht umgehen kannst, dachte ich.

Würde ich solche Situationen, wo Menschen nicht wagen, den Tod meiner Tochter anzusprechen, in den kommenden Monaten und Jahren auch erleben? Das stellte ich mir unerträglich vor, und ich begann, mich davor zu fürchten.

Wir hatten sehr bald genaue Vorstellungen davon, wie Jule beerdigt werden sollte.

Ich erkundigte mich bei unserem Pastor, ob nicht Freunde den Sarg zum Grab tragen könnten. Auf die offiziellen Sargträger mit Handschuhen und Zylindern hätte ich gern verzichtet, aber der Theologe ließ sich darauf nicht ein. Vielleicht hatte er negative Erfahrungen gemacht, wenn persönlich Betroffene diese Aufgabe übernahmen. Mir fehlte zu dieser Zeit die Kraft, um meinen Wunsch durchzusetzen.

Dann tauchte abermals die Kriminalpolizei auf, weil sie noch Fragen an Marvin hatten.

Die Beamtin klärte uns darüber auf, dass sie bei der morgigen Obduktion von Jule anwesend sein würde. »Das ist Vorschrift, damit alles seine Richtigkeit und Ordnung hat«, fügte sie hinzu.

Bei dieser Gelegenheit erzählte ich, dass Frau Dr. Fiedler mich angerufen hatte.

Sie baten mich, dieses Gespräch zu Protokoll zu geben. Ich verstand den Grund dafür nicht. Durfte ich nicht mehr frei tun und lassen, was ich wollte, ohne dass das zu Papier gebracht wurde?

Nachdem ich das Telefongespräch geschildert hatte, meinte einer der beiden: »Bei der Ärztin waren wir auch schon. Wenn wir sie nicht darauf aufmerksam gemacht hätten, dass sie nicht gegen sich selber auszusagen braucht, hätte sie wohl alles zugegeben.«

Wie? Alles zugegeben? Was zugegeben? Wieder einmal fühlte ich mich, als hätte ich meinen Rollentext vergessen, wie bei einem Theaterstück.

Beim Abschied fragte Horst die Kriminalkommissarin, wann wir mit dem Obduktionsbericht rechnen könnten.

»Den Bericht dürfen Sie nicht einsehen. Deshalb sollten Sie sich einen Anwalt nehmen, der Sie über alles informieren kann, auch über das gerichtsmedizinische Gutachten.«

Ich konnte nichts mehr in Zusammenhang bringen, nahm das Geschehen um mich herum nur noch als Puzzle mit tausend Teilen wahr, die völlig durcheinandergewirbelt waren.

Meine Tochter war gestorben, es wurde ein Bericht über ihren Tod angefertigt, und ich erhielt den Bericht nur, wenn ich mir einen Anwalt nahm? Wie konnte es so etwas geben?

Wir waren dankbar für den Rat der Kripobeamtin, hörten uns im Bekanntenkreis nach einem kompetenten Anwalt um und schrieben an die Rechtsanwaltskammer, die wir um Adressen von Juristen baten, die sich auf Arzthaftrecht spezialisiert hatten.

8

Wir fanden einen guten Bestattungsunternehmer, der nicht ständig die Trauermaske aufgesetzt hatte.

Als uns Hermann-Josef »Jupp« Richter, ein origineller Typ mit gezwirbeltem Schnauzbart, zu Hause besuchte, sprach er nicht salbungsvoll und getragen, sondern ganz normal »kölsch« und erklärte, worum wir uns kümmern mussten und was er uns abnehmen konnte.

Natürlich war er in der Rolle des Geschäftsmannes, der etwas zu verkaufen hatte, nämlich unter anderem den Sarg für unsere Tochter.

»Am besten vereinbaren wir einen Termin, und Sie kommen in mein Institut. Da besprechen wir alles Weitere, und Sie können sich dort in Ruhe umschauen.«

Diesen Termin nahmen Horst und ich ohne die beiden Jungen wahr.

Ich hatte an einen Sarg aus hellem Holz gedacht, naturbelassen.

Aber eigentlich wollte ich überhaupt keinen, und schon gar keinen Sarg für mein Kind!

Wenn man die Beerdigung seines Kindes organisiert, muss man etwas machen, was man zutiefst überhaupt nicht will!

Ich war nie zuvor in einem Bestattungsinstitut gewesen und wusste auch nicht, wie es da aussieht und wie man zu einem Sarg kommt.

Wenn plötzlich ein Mensch stirbt, dann wird man überrollt von unzähligen Sachen, die einem völlig fremd sind.

Hermann-Josef Richter führte uns durch die Halle mit den Särgen, beschrieb einige, die in Frage kamen, und nannte uns auch die Preise. Ich wusste gar nicht, wie teuer so ein Sarg ist! Und jedes Detail kostet extra. Ob mit Seidenkissen, mit oder ohne Rüschen ...

Ich merkte Richter an – wie übrigens den meisten, mit denen wir wegen Jules Tod zu tun hatten –, dass er sich größte Mühe gab, besonders sensibel mit uns umzugehen und dass es ihm selbst unter die Haut ging. Es war eben ein Kind, unser einziges Mädchen, für das wir hier einen Sarg aussuchen mussten.

»Können wir auch Jules eigene Bettwäsche nehmen?«, erkundigte ich mich ganz sachlich.

Er erwiderte spontan und überzeugend: »Um Gottes willen, ich will nicht an Ihnen verdienen. Selbstverständlich können Sie die Bettwäsche Ihrer Tochter nehmen ...«

Wir konnten alles ganz individuell gestalten, bis auf eine Unterlage, die in jeden Sarg gehört. Die Vorstellung, Jule auf einem Rüschenkissen zu sehen, war für mich undenkbar. Ich war dem Mann dankbar, dass er so auf uns einging.

In meiner Erinnerung sehe ich mich an diesen aufgereihten Holzkisten vorbei laufen, mit gerunzelter Stirn, und keine gefiel mir. Warum sollte mir auch ein Sarg gefallen?

Ich sah die kleinen weißen Babysärge in einem Regal stehen und merkte plötzlich, dass ich mir noch nie bewusst gemacht hatte, dass Babys in so einem kleinen Sarg beerdigt werden.

Richter hatte keine speziellen Kindersärge. Zum Glück braucht man sie nicht so oft. Ich entdeckte einen schlichten Fichtenholzsarg, der mir gefiel, und machte den Bestatter darauf aufmerksam.

»Den können Sie nicht nehmen, das ist ein Verbrenner. Den braucht man nur zur Einäscherung. Aber schauen Sie mal, hier habe ich noch einen hellen Holzsarg. Der ist auch nicht so groß.«

Allerdings befand sich darauf ein Kruzifix, das ich ganz entsetzlich fand.

»Können wir das runter machen?«, fragte ich.

»Selbstverständlich«, erwiderte er, und ich dachte, der Mann will mir tatsächlich helfen, er geht auf meine Wünsche ein.

»Wie ist es mit Jules Kuscheltieren, dürfen die mit in den Sarg hinein?«

»Das ist kein Problem.«

»Jetzt habe ich noch eine Bitte. Mir gefallen diese komischen Beine von dem Sarg nicht. Kann man die entfernen?«

»Die sind angeschraubt, ja, das lässt sich machen.«

Als wir später wieder in seinem Büro zusammensaßen, versicherte uns Hermann-Josef Richter, dass er Jule nach der Obduktion so schminken und zurechtmachen würde, dass ihre Brüder noch Abschied von ihr nehmen konnten.

Ich war skeptisch. »Ich kann nicht glauben, dass das nach der Obduktion noch gelingt.«

»Sie können sich darauf verlassen. Wir haben Erfahrung damit, und es gibt heutzutage ganz gute Möglichkeiten ...«

Am Tag vor der Beerdigung rief er bei uns an und klang sehr niedergeschlagen. »Es tut mir Leid, dass ich falsche Hoffnungen geweckt habe. Ich kann Ihnen nur raten, Ihr Kind nicht noch einmal anzuschauen ...«

Ich spürte, wie nah ihm das ging, diesem »Beerdigungsprofi«, der jeden Tag mit Toten zu tun hat, sie wäscht und kleidet.

Zwei Jahre später rief mich »Jupp« Richter am Todestag von Jule an und erkundigte sich, wie es uns ginge. Das fand ich außergewöhnlich für so einen »Unternehmer«.

Aber es zeigte mir auch, dass ich mich nicht geirrt hatte. In all seiner Routine und notwendigen Abgeklärtheit dem Tod gegenüber hatte er sich eine gewisse Empfindsamkeit bewahrt, was mich sehr beeindruckte.

Die Kleidung auszusuchen, die Jule als Letztes tragen sollte, war eine schwere Aufgabe für uns alle. Für beide Jungen war klar, dass sie wie in einem Bett liegen sollte.

Ich wusch ihr altes rosa-weiß-gestreiftes Nachthemd, das ein kleines Loch am Rücken hat, und bügelte es sogar, was ich sonst nie tat. Ihr Lieblingsbettbezug hatte ein Bärenmotiv, und auf ihrer Kuscheldecke waren drei Hunde zu sehen. Warum ich auch ihre lila Söckchen mit in die Tasche steckte, die wir dem Beerdigungsunternehmen aushändigten, weiß ich nicht. Niemals schlief Jule mit Strümpfen. Dazu hatten die Brüder einige Lieblingskuscheltiere ausgesucht. Ich fand es wichtig, Marvin und Bastian in diese Entscheidungen einzubeziehen.

Zu Jules Beerdigung trafen viele Trauerbriefe bei uns ein. Manche enthielten auch Geld für Blumen und Gestecke. Ich freute mich über die Anteilnahme, aber ich konnte mich bei keinem dafür bedanken.

Selbstverständlich wusste ich, dass das von mir erwartet wurde, aber es ging nicht. In meinem tiefsten Herzen wollte ich keine Blumen und kein Geld, ich wollte mein Kind wieder haben! Der Gedanke, Blumen für das Grab meines toten Kindes zu kaufen, hat mich schier zerrissen.

Ich glaube, einige Leute waren deswegen gekränkt, sie konnten das nicht verstehen: »So etwas macht man nicht. Da muss man sich zusammenreißen können und seinen Pflichten nachkommen ...« Manchen Menschen fiel es schwer, sich in unsere Situation hineinzuversetzen.

Für mich war wichtig, dass wir uns als Familie aufeinander besannen. Unser gemeinsames Leben ohne Jule musste weitergehen – so, wie es für uns gut war. Das war das Wichtigste, alles andere zählte nicht.

Intuitiv suchte ich in der Zeit nach Jules Tod Orte auf, an denen sie sich wohl gefühlt hat.

Einmal ging ich zu ihrer Erzieherin in den Kindergarten, und auch ihre beste Freundin, Anna, aus dieser Zeit besuchte ich.

An einem Nachmittag, als ich an der Schule vorbeikam, schaute ich durch das Fenster in ihr Klassenzimmer. Warum, das weiß ich selber nicht genau.

Am meisten halfen uns unsere besten Freunde: Maria und Martin, mit ihren beiden Kindern Paul und Sarah, und Uta und Leo mit Nathalie und Rafael, die in Rommerskirchen wohnen.

Uta und Leo sind Musiker. Sie gestalteten das Programm für die Abschiedsfeier, und Leo komponierte extra ein Flötenstück, das er Jule widmete.

Maria schrieb etwas über Jule und las aus dem Buch »Hallo, Mister Gott, hier spricht Anna«. Sie war Tag und Nacht für mich da und eine große Hilfe in dieser Zeit.

Zwischen dem Todestag und der Beerdigung gingen Marvin und Bastian nicht zur Schule.

Die Klassenkameraden der beiden Jungen schickten ganz liebe Briefe mit tröstenden Worten. Der Rektor, einige Lehrer, Eltern und Schulfreunde von Jule und den beiden Jungen kamen auch zur Beerdigung.

Mein Mann Horst nahm in dieser Woche nach Jules Tod Urlaub. Er reagierte sehr stark psychosomatisch. Ihm blieb buchstäblich die Luft weg, aber er lernte im Lauf der Zeit, mit dem Asthma zu leben.

Seine Gegenwart war mir besonders in dieser ersten schweren Zeit wichtig, viele notwendige, schmerzvolle Gänge hätte ich ohne ihn nicht erledigen können.

Als Horst und ich mit den beiden Jungen einen Platz für Jules Grab aussuchten, war ich zum ersten Mal auf einem Friedhof in unserer Stadt. Es ist der älteste, die Geburtsdaten auf einigen Grabsteinen reichen bis ins 19. Jahrhundert zurück. Überall stehen dicke Eichen mit knorrigen Stämmen, deren Blätterwerk an manchen Stellen ein Dach bildet. Das kunstvoll geschmiedete Tor am Eingang quietscht in den Angeln, und die Eisenstäbe des Zauns, der die Anlage umgibt, sind teilweise rostig.

Eine Frau führte uns herum und zeigte uns drei Plätze, die zur Verfügung standen. An einem versteckten Platz hinter Rhododendron entdeckten wir ein besonderes Grab.

Dort blieben wir stehen und staunten: In Stein gemeißelt steht da eine Familie, die sich an den Händen hält.

Die Figuren sind gut einen Meter groß, ein stilvolles, außergewöhnliches Grab.

Wir waren alle fasziniert, und für mich hatte dieser

Anblick etwas Tröstliches. Es sah schön aus, so menschlich, einfach anrührend. Damit hatte ich auf einem Friedhof nicht gerechnet.

Wir wählten einen Platz für Jules Grab im älteren Teil des Friedhofs, unter schützenden Eichenblättern, kein Reihengrab, sondern ein Ort, an dem sich früher ein Doppelgrab befand.

Jules letzte Ruhestätte schmückte am Anfang ein ganz schlichtes Holzkreuz mit ihrem Namen und den Daten. Es dauerte anderthalb Jahre, bis das Grab so gestaltet war, wie es unserer Familie gefiel und wie es auch meiner Tochter gefallen hätte. Inzwischen steht dort ein Quader mit einer blauen Kugel darauf, einfach im Gras, ohne Beetbegrenzung. Eine Kugel, weil Jules Leben rund war, und blau wie Jules Wolken ...

Die kleinen Steine, die beim Schleifen als Nebenprodukt abfielen, liegen in Herzform im Gras. Jeder, der am Grab steht, darf sich eines dieser Schmuckstücke zur Erinnerung an Jule mitnehmen.

Zur Beerdigung kamen so viele Leute, dass gar nicht alle in die kleine Kapelle passten. Der Sarg war nur mit blauen Blumen geschmückt ...

In der Traueranzeige hatten wir bewusst den Satz weggelassen: »Von Beileidsbekundungen am Grab bitten wir abzusehen«, wie es viele Trauernde wünschen. Mir tat es gut, in die Arme genommen zu werden, so viel Mitgefühl zu spüren.

Ich fand es bemerkenswert, auch zwei Sanitäter aus dem Krankenwagen zu sehen, die in ihrer Arbeitskleidung erschienen waren.

Mehrere Leute sahen eine fremde Frau im dunklen Mantel am Rande der Trauergemeinde stehen. Sie trug eine schwarze Sonnenbrille und einen Hut. Niemand wusste, wer sie war. Mir gefällt der Gedanke, dass es die Notärztin gewesen sein könnte.

Schwarze Trauerkleidung wollte ich nicht, weder für die Beerdigung noch später. Ich entschied mich für braune, erdfarbene Töne. Mir half es, nach meinem inneren Empfinden zu handeln und nicht danach, was »man« von mir erwartete.

Ich war sehr erschöpft und sah dementsprechend schlecht aus. Deswegen puderte ich mir für die Beerdigung ein wenig die Wangen. Dabei dachte ich an Jule und wie sie immer zu mir gesagt hatte: »Mama, machst du dich schön?«

Als der Sarg ins Grab hinuntergelassen worden war, sah man auf dem Deckel die helle Stelle, wo Hermann-Josef Richter das Kruzifix entfernt hatte. Den Kindern unserer Freunde und auch einigen von Jules Klassenkameraden gefiel der Abdruck auf dem Holz. Als sie ihre Blumen, Kuscheltiere und kleinen Briefe auf den Sarg warfen, flüsterten sie miteinander. Es sah für sie aus wie ein Zauber.

Die persönlichen Abschiedsworte meiner Freundin Maria bei der Trauerfeier waren für mich sehr wichtig: »Jules Leben war voll und rund und schön. Sie war kein Kind, das sich noch hätte entfalten müssen. Sie war, wie sie war: rund und wunderbar. Sie hatte Kraft und Leben in sich. Sie nahm kein Blatt vor den Mund – sagte, wenn ihr etwas nicht passte, und lebte ein Leben, das sich nicht mit Ersatz zufrieden gab.

Jule war besonders, und sie hatte ein besonderes Verhältnis zu Gott. Eines ihrer selbstformulierten Gebete lautete: ›Du bist schön und die Wolken sind blau.‹ Gottes Schönheit ist uns in Jules Schönheit begegnet, einer 7-jährigen Schönheit, an der nichts fehlt ...« Marias Stimme versagte.

Der Pastor las ein Bibelwort vor, das mir durch Mark und Bein ging: »Wahrlich, wahrlich, ich sage euch, wenn das Weizenkorn nicht in die Erde fällt und erstirbt, so bleibt es allein. Wenn es aber erstirbt, so bringt es viel Frucht.«

Ich wollte nicht, dass sie tot war, und wie sollte daraus »Frucht« wachsen. Ich wollte keine »Frucht« – ich wollte Jule.

Erst sehr viel später sah ich einen tiefen Sinn für mich in diesem Wort, und ich formulierte es für mich um:

Ich will, dass aus dem Tod meiner Tochter Gutes wächst.

Meine Freundin Maria bewies das größte Geschick darin, tröstende Worte zu finden, die das ausdrückten, was ich fühlte, aber nicht benennen konnte. So schrieb sie uns nach der Beerdigung: »Jule wird immer ihren Platz in meinem Herzen haben. Ihre zarte, straffe Haut, die Schönheit ihres Teints, das Gefühl ihrer festen, kräftigen Haare unter meinen Fingern, den Klang ihrer Stimme, ihre wunderbaren großen Augen, in denen der Schelm sitzen konnte, die Gewissheit ihrer Person, ihren klaren starken Willen, und ihre überspringende Begeisterung, die sich in ihrem ganzen Körper ausdrücken konnte – all das werde ich in meinem Herzen bewahren.«

Und weiter schrieb sie: »Ich kann nur ahnen, wie groß dein Schmerz ist. Ich trauere mit dir um euer Kind, und es schmerzt mich sehr, zu wissen und zu fühlen, dass du leidest. Ich möchte dir sagen, dass ich für dich da sein will, wenn du es möchtest. Du sollst wissen, dass meine Liebe zu dir es ertragen kann, wenn du mich abweist, weil es nicht die richtige Zeit ist, wenn du meinst, unerträglich zu sein und deine Wut, deine Leere bei mir landet ... Ich kann auch nachts um vier Uhr angerufen werden. Das gilt nicht nur für die nächsten Wochen. Ihr seid herzlich zu uns eingeladen. Eine andere Möglichkeit wäre es, dass wir uns in ein Last-minute-Flugzeug setzen und ›ins Blaue‹ fliegen.«

Ich bin dankbar, eine Freundin wie Maria zu haben.

Unsere Nachbarn schrieben uns zur Beerdigung: »Die Nachricht vom Tod Ihrer Tochter hat uns getroffen, weil wir täglich sehen konnten, was für ein fröhliches, freundliches, aufgeschlossenes und stets höfliches Kind Jule war. Wir werden sie vermissen und trauern mit Ihnen um die Lücke, die ihr Ableben in unserer Nachbarschaft hinterlässt.«

Eine Gemeindereferentin aus unserer früheren Kirchengemeinde: »Das ist nicht Gottes Wille. Tief erschüttert und traurig habe ich von Jules Tod gehört. Mir verschlägt es die Sprache. Euch in den Arm zu nehmen wäre vielleicht einfacher. In Gedanken und Gebeten bin ich bei euch ... Bitte, ich möchte euch dringlich bitten, lasst Euch viel Zeit zum Trauern! Wir haben es damals falsch gemacht, als unser kleiner Sohn starb. Ich dachte, den beiden anderen Kinder (damals zehn und drei Jahre) müsste ich bald ein »normales« Leben bieten. Unsere Älteste (27) hat heute noch Probleme mit dem Erinnern an die »so starke Mutter« damals ...«

Solche Worte trösteten mich und machten mir Mut, aber es gab auch einige Bemerkungen, die mich verletzten. »Das vergeht nie«, äußerte mal eine Bekannte über den Schmerz, den man beim Verlust des Kindes empfindet. Meine größte Hoffnung war doch zu diesem Zeitpunkt, dass dieser schreckliche Schmerz vergehen wird, wenn ich ihn annehme und durchleide. »Das ist Gottes Wille« – »Das ist Schicksal« – »Es ist gut zu wissen, dass Gott dies alles gelenkt und zugelassen hat« – das waren Sätze, bei denen ich mich unverstanden fühlte, obwohl sie gut gemeint waren. Bei mir kamen solche Bemerkungen an wie: »Es ist irgendetwas über dich verhängt worden, was du jetzt erleiden musst – und das wird schon seinen Sinn haben.« Das fand ich furchtbar.

Ich wollte nicht glauben, dass das alles von Gott gelenkt sei.

Bei der Auseinandersetzung mit diesem Thema fand ich große Hilfe in dem Buch »Wenn guten Menschen Böses widerfährt« (siehe Anhang). Darin wird von einem Rabbiner die Philosophie entwickelt, dass wir in einer unvollkommenen Welt leben, in der schreckliche Dinge passieren, unabhängig von Gott. Ich habe diese Einsicht verinnerlicht und dadurch Gott nicht verloren.

Wie sollte ich denn sonst auch nur eine Sekunde noch an Gott glauben? Oder jemals wieder ein Gebet sprechen?

Kinder und deren offene Art, den Tod und meine Trauer anzusprechen, waren für mich manches Mal in der Zeit nach Jules Tod ein kleiner Trost.

Wenn mich Sarah, Paul und Nathalie fragten: »Bist du sehr traurig?«, wusste ich damit umzugehen, weil sie mich ohne Scheu direkt und offen fragten. Ich erzählte ihnen dann einfach, wie ich mich fühlte.

Sie verbanden Trauer damit, dass ich nun häufig weinte. Ich erinnere mich, dass die kleine Sarah am zweiten Todestag von Jule wissen wollte: »Bist du überhaupt noch traurig? Du weinst ja gar nicht!«

Ich antwortete ihr: »Ich bin immer noch sehr traurig, dass Jule nicht mehr bei uns ist, aber ich habe viel geweint, bevor ihr zu Besuch kamt.«

Später erzählte mir Maria, dass die Kinder ihr beim Zubettgehen gestanden hätten: »Wir sind ja so froh, dass die Stefanie schon vorher geweint hat. Das kann sie jetzt immer so machen.«

Was mir manchmal sehr zusetzte, war der Anblick von Jules Freundinnen und Klassenkameraden, die nach ihrem Tod weiterhin den selben Schulweg gingen – an der Tankstelle vorbei, am Sportzentrum entlang, über die erste Ampel, bis zur Hauptstraße ... – als wäre nichts geschehen.

Nach Jules Tod fuhr ich noch eine Zeit lang einmal im Monat mit dem Fahrrad zur Straßenbahnhaltestelle, weil ich meine Ausbildung zu Ende bringen wollte. Fast immer begegnete ich Silke, Benedikt, Luisa, Jens und den anderen Nachbarskindern.

Blind vor Tränen trat ich dann fester in die Pedalen. Mich kostete das viel Kraft.

Im Zug traf ich einmal Kindergartenkinder, die nach Köln in den Zoo fuhren. Es kam mir wie gestern vor, dass ich Jule und ihre »Igel-Gruppe« zu dem gleichen Ausflugsziel begleitet hatte.

Traurig blickte ich zum Fenster hinaus und wischte mir heimlich die Tränen vom Gesicht, die mir immer wieder die Wangen herunterliefen. Die Unbeschwertheit und Lebendigkeit der Kinder erinnerten mich so sehr an Jule, dass meine Sehnsucht nach ihr unerträglich wurde. Ich hätte laut schreien mögen vor Schmerz.

Ich dachte an unseren Nordseeurlaub im August 1995. Marvin, Bastian und Jule lagen schon im Bett, als Horst mich nach einem Telefonat in die Arme nahm und mir sagte, dass die beiden Kinder unserer Freunde aus Ostdeutschland tot seien. Ein betrunkener junger Mann war mit seinem Auto in eine Gruppe von fünf Kindern gerast, die ordnungsgemäß im Gänsemarsch auf der richtigen Straßenseite auf dem Weg nach Hause waren.

Ein Kind überlebte schwerverletzt, die anderen vier starben.

Ich wand mich aus der Umarmung, rannte ins Wohnzimmer und sagte immer wieder laut vor mich hin: »Das ist nicht wahr, das kann nicht wahr sein ... bitte, bitte, das darf nicht wahr sein ...« Ich will nicht, dass das wahr ist!

Ich konnte es nicht glauben. Mir wurde entsetzlich übel, ich musste mich übergeben.

In den darauf folgenden Monaten sprachen wir immer wieder mit den Kindern über den Tod der beiden. Als wir unsere Freunde besuchten, standen wir mit ihnen erschüttert an dem Doppelgrab.

Damals dachte ich ganz oft: »Hoffentlich passiert niemals einem von meinen Kindern etwas so Furchtbares.« Ich war überzeugt, dass ich einen derartigen Schicksalsschlag nicht überleben würde.

Manchmal, wenn ich morgens das Auto nehmen konnte, weil Horst mit dem Zug zur Arbeit fuhr, brachte ich Marvin und Bastian zur Schule.

Aus dem Seitenfenster heraus sah ich dann schemenhaft die kleinen Gestalten, wie sie tobend und lachend im Dämmerlicht mit reflektierenden Leuchtstreifen auf ihren Jacken und Schulranzen auf dem Bürgersteig zur Schule gingen. Da fehlte für mich unsere Jule.

Wenn die Tränen dann aufstiegen, ließ ich ihnen freien Lauf. Danach ging es mir besser.

Ich weiß noch, wie Marvin mich einmal anfuhr, endlich mit dem Heulen aufzuhören, er könnte es nicht ertragen. »Ich kann doch nichts dafür«, sagte er.

Für Marvin und Bastian war es zusätzlich zu dem Verlust ihrer Schwester sehr schwer, unsere Traurigkeit mitzuerleben. Normalerweise sehen und erleben Kinder ihrer Eltern nicht so schwach und hilflos, sondern eher stark und beschützend.

Ich hatte mir vorgenommen, keines meiner Gefühle zu unterdrücken. Ich konnte auch herzhaft lachen und ließ das auch zu. Trotzdem erscheint es mir im Rückblick so, als hätte ich das erste halbe Jahr nach Jules Tod nur geweint. Oft hatte Bastian, mein jüngerer Sohn, dann eine liebevolle Geste für mich, die mir einfach gut tat.

Umgekehrt brachte ich viel Verständnis für die außerordentlich schwierige Situation unserer beiden Jungen auf. Ich glaube, dass ich gerade durch meine eigene intensive »Trauerarbeit« Stärke, Kraft und Trost an meine Söhne weitergeben konnte. Zugelassene Trauer befreit und macht stark. Das habe ich immer wieder erlebt.

Unseren Jungen half das Fußballspielen sehr – und uns das Zuschauen. Die Bewegung schien ihnen gut zu tun, und wir förderten das. Horst absolvierte in Köln einen Trainerlehrgang, nicht nur, weil die Jungen diesen Sport so lieben, sondern weil er seine eigene Leidenschaft für den Fußball entdeckt hatte.

Von den Männern schaute ich das »Schreien« ab und probierte es aus. »Kostenlose Schreitherapie« auf dem Fußballplatz ...

Einmal wurden wir zu einem Trauerseminar von der Gruppe »Verwaiste Eltern Hamburg e.V.« eingeladen. An Marvin und Bastian erging eine Einladung für trauernde Geschwister.

In dem Brief hieß es: »Das kennt ihr: Oft seid ihr allein in eurer Trauer, selten fragt jemand nach, wie es euch geht, schon nach kurzer Zeit will niemand mehr etwas von eurer toten Schwester hören, Lehrer, Familienmitglieder und andere Erwachsene können mit eurem Verlust meistens nicht umgehen, Freunde haben für eure Tränen oft kein Verständnis und wenden sich aus Unsicherheit ab. Deshalb laden wir euch ein, mit anderen Geschwistern, die auch trauern, eure Trauer, eure Freuden und Sorgen, euren Alltag und eure Träume miteinander zu teilen. Alles, was ihr mit eurer Schwester erlebt habt, soll Zeit und Raum bekommen.«

Leider weigerten sich Marvin und Bastian, an einem solchen Seminar teilzunehmen, und zwingen wollte ich sie nicht dazu.

Ein gleichaltriger Freund von Marvin schrieb nach Jules Tod einen Brief, den ich sehr sensibel und aufmunternd fand:

»Es tut mir Leid, dass deine Schwester gestorben ist. Du hast deine Schwester bestimmt sehr lieb gehabt. Es wäre schön, wenn du mal wieder kommen würdest. Ich habe dich schon vermisst. Wir können dich beim Räuber und Gendarm gut gebrauchen.«

Ich habe mir das Weinen immer erlaubt, wenn mir danach zumute war. Aus meiner Erfahrung als Seelsorgerin wusste ich, dass es hilft, seinen Gefühlen freien Lauf zu lassen.

Manchmal weinte ich auch auf der Straße. Die Blicke und Reaktionen der Passanten waren mir in diesem Augenblick unwichtig. Ich dachte, wenn ich die Trauer jetzt nicht herauslasse, hindert mich diese verdrängte Trauer vielleicht irgendwann einmal an einem guten Weiterleben. Und dazu gehört meiner Meinung nach die gesamte Palette der uns zur Verfügung stehenden Gefühle.

Zu oft waren mir Menschen begegnet, die noch Jahre nach dem Tod eines geliebten Menschen erzählten: »Seit dieser Zeit ist mein Herz hart und schwer wie ein Stein. Wenn ich doch nur weinen könnte.«

Ich fand es auch für unsere Jungen wichtig, mich so traurig zu erleben. Zu ihnen sagte ich immer wieder: »Schaut, wenn das einem von euch passiert wäre, und ihr würdet nicht mehr leben, dann wäre ich genauso traurig.«

Ich wollte beiden nicht die superstarke Mutter vorspielen, nach dem Motto, so, und nun geht alles wieder seinen normalen Gang, als wäre nichts geschehen. »Ich vermisse die Jule, und deswegen bin ich traurig«, erklärte ich den Jungen. »Ihr seht ja selbst, wenn ich mich so richtig ausgeweint habe, geht es mir danach wieder besser, und dann kann ich sogar manchmal wieder lachen.«

Meine zum Ausdruck gebrachte Trauer lähmte mich nicht, sondern schenkte mir immer wieder neue Befreiung und Kraft. Ich finde, dass Tränen der normale und angemessene Ausdruck von Traurigkeit sind. Wozu besitzen wir Menschen sonst diese Fähigkeit?

Für mich sind Tränen ein Geschenk des Himmels, die mir Erleichterung in meinem Leid brachten.

Mein Mann hatte eine andere Art, den Tod unserer Tochter zu verarbeiten. In seltenen Momenten weinten wir auch gemeinsam und trösteten uns gegenseitig. Am Grab hielten wir uns im Arm.

Horst ist kein Mensch, der seine Emotionen herauslässt. Er ist in sich gekehrt und macht vieles mit sich selbst aus. Ich weiß, dass er oft im Auto weinte und schrie, ganz für sich allein, wo ihn niemand hören und sehen konnte. Das hat er mir mal erzählt ... Ich machte mir Sorgen um ihn, wenn ich mir vorstellte, dass er vielleicht auf der Autobahn von seinem Kummer überwältigt würde. Hoffentlich passierte ihm nichts, wenn er so seinen Gefühlen freien Lauf ließ.

Im ersten Jahr nach Jules Tod ist Horst jeden Morgen vor der Arbeit zu ihrem Grab gefahren, ganz allein. Das war seine Art, das Unfassbare zu begreifen und Trost zu suchen.

Ich dagegen bin kein Friedhofsmensch. Für mich ist irgendwie klar, da ist Jules Grab, aber da ist sie nicht. Ich könnte auch ohne Grab leben, denn Jule hat mit dem Stück Erde nichts zu tun.

Sie ist mir auf besondere Weise nahe. Jule hat einen festen Platz in meinem Herzen – für immer. Sie ist in meinen erinnerten Bildern, in ihren Zeichnungen, die ich aufgehoben und gerahmt habe, in den Erzählungen ihrer Brüder und Freunde, in den Liedern, die sie gerne sang ...

Ich weiß, in unserer Gesellschaft hat man nun mal einen Platz für die Toten, wo man einen Stein hinstellt oder ein Kreuz und Blumen ...

Der Todestag ist ja auch mein Geburtstag, und die ersten drei Jahre kamen immer Maria und Martin und Leo und Uta mit ihren Kindern, um gemeinsam mit uns ein Ritual an Jules Grab zu feiern: Wir Erwachsenen und die Kinder liefen zum Friedhof und pusteten dort über Jules Grab ein Meer von Seifenblasen.

Je nach Wetter war die Stimmung immer eine andere, und die Seifenblasen hielten sich mal lang, mal kurz, flogen oder schwebten, je nachdem, wie feucht oder windig es war. Wenn die Sonne schien, schillerten die Kugeln in allen Regenbogenfarben.

Einmal herrschte Frost, und die Seifenblasen sahen wunderschön aus auf den leicht gefrorenen Blumen und Gräsern.

Jules Lieblingslied hatte uns auf die Idee gebracht, dieses Ritual zu ihren Ehren abzuhalten. Sie kannte alle Verse auswendig und hatte es meinem Bruder und seiner Frau zur Hochzeit ganz allein vorgesungen.

Ich schenk dir einen Regenbogen,
rot und gelb und blau.
Ich wünsch dir was! Was ist denn das?
Du weißt es ganz genau!

Ich schenk dir 100 Seifenblasen,
sie spiegeln mein Gesicht.
Ich wünsch dir was! Was ist denn das?
Nein, ich verrat's dir nicht!

Ich schenk dir eine weiße Wolke,
hoch am Himmel dort.
Ich wünsch dir was! Was ist denn das?
Es ist ein Zauberwort.

Ich schenk dir einen Kieselstein,
den ich am Wege fand.
Ich wünsch dir was! Was ist denn das?
Ich schreib's in deine Hand.

Ich schenk dir einen Luftballon,
er schwebt ganz leicht empor.
Ich wünsch dir was! Was ist denn das?
Ich sag's dir leis ins Ohr!

Ich schenke dir ein Kuchenherz,
drauf steht: »Ich mag dich so!«
Ich wünsch dir was! Was ist denn das?
Jetzt weißt du's sowieso!

Text und Melodie: Dorothée Kreusch-Jacob, *Ich schenk dir einen Regenbogen,* Patmos Verlag Düsseldorf 1993.

9

Wenn es einem nicht selbst passiert, macht man sich keine Gedanken darüber, aber was geschieht eigentlich mit der Kleidung des Unfallopfers?

Jule hatte Jeans, Turnschuhe und eine rote Sportjacke getragen.

Die Jacke konnte man ihr ja ausziehen, die Hose war aufgeschnitten worden ... Einige Male fragte ich mich, wo diese Kleidungsstücke abgeblieben sind.

Anderthalb Jahre später stand eines Tages eine Polizistin vor der Tür. Sie sprach sehr behutsam, und ich merkte ihr an, dass sie sich um Takt und Einfühlsamkeit bemühte.

»Auf unserem Revier liegen die Sachen Ihrer Tochter. Die sind inzwischen freigegeben. Wenn Sie sie wiederhaben wollen, können Sie sie abholen. Oder wir entsorgen sie für Sie, wenn Sie möchten.«

Ich war schockiert und konnte so spontan gar keine Entscheidung treffen. Wenn ich sie nicht abholte, würden die Sachen verbrannt werden. Das ging doch nicht ...

»Ich hole sie ab«, sagte ich nach längerem Ringen mit mir selbst zu der netten Polizistin.

Das war ein schwerer Weg für mich. Ich traf diese Entscheidung ganz allein. Horst und die Jungen bekamen nichts davon mit, auch nicht, dass ich eines Nachmittags, anderthalb Jahre nach Jules Tod, im Keller stand und das Blut von ihren geliebten Turnschuhen schrubbte.

Die Blutflecken in der Jacke weichte ich ein, bevor ich das Kleidungsstück wusch, es wurde wieder ganz sauber. Die Jacke bekam Sarah, die mir immer eine Freude bereitete, wenn sie Jules Kleidungsstücke trug. Die zerschnittene Hose warf ich in den Abfall.

Die Turnschuhe gab ich zur Kleidersammlung.

Auch dieses gehörte zu meiner persönlichen Trauerarbeit: Mir ging es immer besser, wenn ich mich der Realität stellte. Mit Gedanken wie »Ich will die Sachen nicht sehen, ich will sie nicht anfassen ...« hätte ich nicht leben können.

Ich wusste immer, dass ich Schmerz zulassen musste, damit er irgendwann erträglicher werden konnte. Das war meine beste Therapie.

Von Anfang an bemühte ich mich, von Jule in der Vergangenheitsform zu sprechen, um die traurige Wirklichkeit zu akzeptieren. Ich sage auch nie: »Ich gehe zu Jule«, sondern »Wir gehen zu ihrem Grab.«

Ziemlich bald nach Jules Tod überwand ich mich, in einen Krankenwagen hineinzuschauen. Jemand aus der Nachbarschaft wurde abgeholt. Ich nutzte einen unbeobachteten Moment und schaute hinein und dachte: »Auf so einer Liege ist Jule gestorben ...«

Ein paar Wochen nach Jules Tod stellte ich als Erinnerung an sie eine Collage aus den schönsten und typischen Fotos zusammen und hängte sie in ihrem Zimmer auf.

Jule auf dem Fahrrad, mit der Flöte, Jule nackt im Sand mit braunem Rücken und weißem Popo, mit ihrem Käppi, beim Radschlagen, auf der Schaukel.

Im ersten Jahr nach Jules Tod veränderten wir in ihrem Zimmer fast nichts. Marvin und Bastian war es nicht recht. Sie wollten, dass alles so blieb, wie es war. Ich merkte, dass die Jungen manchmal in Jules Zimmer herumstöberten, ihre Kassetten nahmen, ihr Poesiealbum anschauten ...

Irgendwann bauten wir ihr Bett ab und stellten stattdessen eine Schlafcouch hinein. Das war die erste große Veränderung.

Ich verschenkte von Anfang an Sachen und Spielzeug von Jule. Und zwar an Kinder, von denen ich wusste, dass ich sie damit glücklich machte. Ihre Rollerblades zum Beispiel gab ich Sarah.

Jule hätte nicht gewollt, dass ich ihre Sachen horte.

Kuscheltiere verschenkte ich an alle Kinder, denen ich damit eine Freude machen konnte.

Schließlich stoppten Marvin und Bastian mich: »Jetzt ist Schluss, sonst haben wir ja gar nichts mehr von Jule«, meinten sie.

Am Küchentisch war Jules Platz am Kopfende des Tisches. Nach ihrem Tod veränderten wir die Sitzordnung. Horst sitzt nun auf Jules Platz, und Bastian und Marvin sind näher herangerückt, ein Stuhl in der Ecke bleibt leer. Wir haben den Stuhl nicht weggestellt, er bleibt leer, aber es ist ja nicht Jules Platz ...

Noch heute finde ich es gut, wenn fünf an unserem Tisch sitzen.

Nach und nach bekam ich alle persönlichen Dinge von Jule aus ihrer ehemaligen Klasse – ihre Bilder, ihre Schulhefte, die Bastelarbeiten. Dieser Anblick war sehr schmerzlich für mich. Oft lag ich in ihrem Zimmer auf der Schlafcouch und habe geschrien und geheult. Ich glaubte, es nicht mehr auszuhalten. Manchmal dachte ich, ob die Nachbarn oder Passanten auf der Straße meine Schreie wohl hören? Aber das war zweitrangig.

Eines Tages gab Jules Lehrer Marvin das selbstgebastelte Buch über die Raupe Nimmersatt mit – »Mein Geburtstagsgeschenk für dich, Mama ...«

Ich blätterte es durch, sah, wie aus dem Ei die Raupe schlüpft, das Bild vom Sonnenaufgang, und die Raupe frisst sich durch einen Apfel, dann durch zwei Birnen, drei Pflaumen, vier Erdbeeren, fünf Apfelsinen, Süßigkeiten, und dann sitzt sie dick auf einem grünen Blatt, wird zum Schmetterling, den eine Klassenkameradin zu Ende gestickt hatte, weil Jule nicht fertig geworden war.

An manchen Tagen betrachte ich dieses Bilderbuch als Symbol der Verwandlung, wie die Raupe sich durch den Kokon beißt und ein neues Leben beginnt ...

Zu dieser Zeit machte ich in einer T'ai-Chi-Gruppe mit. Die Übungen bekamen mir sehr gut, und die anderen Teilnehmerinnen waren nett und sympathisch.

»Wir verbinden uns mit dem Himmel und mit der Erde«, sagte die T'ai-Chi-Lehrerin bei einer bestimmten Übung, ein Bild, das mir gut gefiel. Fest auf dem Boden stehen, mich aufrichten und eine Verbindung nach »oben« herstellen – das tat mir gut.

Auch mit anderen Übungen konnte ich mich identifizieren – eine nennt sich »Affenabwehr«. Und während ich die entsprechenden Körperbewegungen vollführte, dachte ich daran, welche »Affen« ich abzuwehren hatte. Ich spürte, dass es gut tat, trotz aller Tragik meinen vom Vater geerbten Witz nicht verloren zu haben. Mein Humor hat mir in den folgenden Jahren viel geholfen!

Eine Teilnehmerin aus dieser T'ai-Chi-Gruppe schrieb für mich zum Trost nach Jules Tod ein indianisches Wiegenlied auf: »Die Erde ist deine Mutter, sie umfängt dich. Der Himmel ist dein Vater, er beschützt dich. Regenbogen ist deine Schwester, sie liebt dich. Der Wind ist dein Bruder, er singt für dich. Wir sind alle beieinander, wir sind alle beieinander, es gab eine Zeit, wo es nicht so war.«

10

Bereits in der ersten Woche nach Jules Tod wusste ich, dass ich professionelle psychologische Hilfe in Anspruch nehmen will. Wenn mir ein Bein abgetrennt worden wäre, hätte ich einen »Profi« aufgesucht. Ohne mein Kind fühlte ich mich seelisch »amputiert«. Aber damit konnte ich wohl schlecht zum Chirurgen gehen.

Im Nachbarort suchte ich 14 Tage nach Jules Tod einen Allgemeinmediziner mit psychotherapeutischer Zusatzausbildung auf.

Er äußerte zunächst sehr persönlich sein Beileid, dann sprach ich über meine Gefühle. Meine Trauer, meinen Schmerz. »Und ich spüre so eine unerträgliche Wut in mir«, fügte ich noch hinzu. »Auch auf bestimmte Menschen ... Ich weiß gar nicht, was das ist ...«

»Da wollen wir mal nicht gleich so tief einsteigen«, erwiderte er, ein Satz, der mich befremdete. Ich wusste nicht, dass er analytisch arbeitet. Mich erstaunte dieses »wir«. Wenn jemand da »einsteigt«, dann ich, wenn ich das will, war meine Meinung.

Am Ende des ersten Gesprächs nahm ich mir fest vor, auch den zweiten Termin wahrzunehmen.

Eine Woche später saß ich bereits in seinem Sprechzimmer, während der Arzt draußen im Vorraum mit seinen Helferinnen plauderte und lachte. Ich hörte ihn mit normaler fester Stimme sprechen. »Es bleibt dann bei meinem Squashtermin um 19 Uhr, das können Sie bitte bestätigen, Frau Kunitzke.« Dann betrat er das Sprechzimmer, schloss die Tür, wandte sich mir zu und begrüßte mich mit leiser, weicher Stimme: »Guten Tag, Frau Bachstein, wie geht es Ihnen denn heute ...«

Ich hob beide Hände. »Es ist alles in Ordnung, wirklich, ich brauche keine besonders schonende Behandlung. Ich wünsche nur psychologische Beratung, um meine Trauer zu verarbeiten ...«

Im Lauf der Stunde schlug er mir vor, eine Gruppentherapie bei einer Kollegin zu machen. Ich lehnte dankend ab. Nicht jede Form psychologischer Hilfe und nicht jeder Therapeut ist automatisch für jeden in jeder Situation der Richtige. Eine wichtige Erkenntnis für mich!

Ich entschloss mich, zu meinem früheren Ausbilder nach Köln zu fahren und seine psychologische Beratung zu genießen – im wahrsten Sinne des Wortes. Diese Stunden musste ich zwar aus eigener Tasche bezahlen, aber es lohnte sich. Ich kannte diese Art des psychologischen Gesprächs, da ich selbst berufsbegleitend eine Ausbildung darin absolvierte.

Vor einigen Jahren, als ich mich beruflich neu orientieren wollte, hatte ich von dieser ganz speziellen Ausbildung in Idiolektik gehört. Ich bin ein neugieriger Mensch und fand Idiolektik interessant und humorvoll. An einem Wochenendseminar lernte ich diese Art der Gesprächsführung kennen.

Ich weiß noch, wie sehr mich diese Methode faszinierte: Idiolektik ist die »Eigensprache«, die jeder Mensch spricht. Ein Beispiel: Der Begriff »Legostein« bedeutet für den einen der große rote Duplostein mit sechs Punkten, für den anderen der kleine weiße mit den vier Punkten, für wieder einen anderen vielleicht der kleine grüne Blinker. Man benutzt dasselbe Wort, entwickelt aber ein jeweils eigenes Bild dabei im Kopf. Jeder spricht letztendlich von »seinem« Legostein, ohne wirklich zu wissen, was der andere mit dem Begriff meint.

Oder was ist »schönes Wetter«? Der Wind an der Nordsee? Die Sonne auf Mallorca? Der Nebel an einem Herbstmorgen? Dichtes Schneetreiben, wenn man zu Hause vor dem Kamin sitzt?

An meinem ersten Ausbildungswochenende beschäftigten wir uns mit der Frage: »Was heißt eigentlich Sprache?« Ich war immer davon ausgegangen, dass die anderen ganz genau wissen, was ich meine, aber jeder Mensch besitzt tatsächlich seine eigene Sprache, deren Bedeutung nur er selbst kennt.

Einmal sollte sich jeder aus der Runde in Gedanken einen Stein aussuchen. Eine hatte einen Kieselstein, ein anderer einen Ziegelstein. Zehn Teilnehmer, zehn verschiedene Steine!

Mir war als Erstes ein Findling eingefallen.

Der Ausbilder führte mit jedem Einzelnen über seine Wahl ein kurzes Gespräch. Auch ich beschrieb meinen wunderschönen Felsen. Es war ein riesiger Stein, der direkt am Meer lag.

Ohne es selbst richtig zu bemerken, weil es sich für mich um eine lockere Plauderei über eine schöne Urlaubserinnerung in Frankreich handelte, lief auf einer unbewussten Ebene etwas ganz anderes mit, was aber nicht als »Problem« von mir gesehen oder angesprochen wurde: Liegt mir vielleicht ein »Stein« im Weg? Wie gehe ich damit um, wenn mir etwas den Weg versperrt? Gibt es womöglich ein unüberwindbares Hindernis in meinem Leben, einen unverdaulichen »Felsbrocken«? Wir sprachen nicht über »Probleme«, sondern unterhielten uns darüber, was ich tun würde, wenn mir am Strand ein Findling den Weg versperrt. Kehre ich dann um, klettere ich darüber, gehe ich ins Meer und schwimme in großem Bogen um den Fels herum? All das, so merkte ich, hat etwas mit mir zu tun.

Warum war mir der Felsen eingefallen und nicht der Kiesel oder ein Edelstein?

Ich war Feuer und Flamme! Dieses gedankliche Bilderspiel fesselte mich. Das brachte mir etwas für mich selbst.

Noch am selben Wochenende meldete ich mich für eine Ausbildung an. Nach diesen Kursen erhielt ich ein Basiszertifikat. Ich hängte weitere zwei Jahre daran und machte meinen Abschluss als Beraterin der Gesellschaft für Idiolektische Gesprächsführung. Diese Ausbildung habe ich selbst finanziert und diese »Lebens-Schule« nie bereut.

Während der schwierigen Anfangszeit der Trauer um Jule wurde mir die Idiolektik als Ratsuchende sehr wichtig. Ich ließ mich ganz auf dieses »Spiel« ein, das ich selbst gelernt hatte.

Während der Therapie griff Johannes, der Psychologe, Schlüsselwörter von mir auf und befragte mich dazu. Er verfolgte nicht für sich etwas, sondern für mich. Ihm fiel auf, wie ich mich ausdrückte, und er versuchte das Gespräch immer auf der positiven Spur zu halten, nie auf der negativen.

Einmal sagte ich: »Ich fühle mich mit der Ärztin in einem Boot.«

»Wie sieht dieses Boot aus?«, fragte er.

Ich beschrieb es ihm, und so kamen wir auf einer bildhaften Ebene in ein Gespräch. Daraus entwickelte sich etwas, woraus ich ohne eine Vorgabe des Therapeuten Schlüsse für mich und meine Situation ziehen konnte. Diese Eigenverantwortung und Selbstbestimmung – das entspricht mir völlig, das war die Hilfe, die ich brauchte.

Zu der Zeit besuchte ich einen Aquarellmalkurs. Meine Werke, die »aus dem Bauch heraus« entstanden, nahm ich mit zu den Therapiestunden, damit wir sie miteinander besprechen konnten. Ich kreierte sehr farbenfrohe Bilder, gar nichts Düsteres, aber sie besaßen eine unaussprechliche Tiefe.

Einmal entstand ein feuerrotes Gemälde, züngelnde Flammen, in denen sich ein Mensch befand. In dem Gespräch mit Johannes, meinem Psychologen, entdeckte ich verschiedene Ebenen. Das könnte ich sein, die durch die Hölle geht, oder Jule ... Es erinnerte mich aber auch an das Bibelwort »Wenn du durch Feuer gehst, sollst du nicht brennen.«

Solche persönlichen Gedanken taten mir gut in dieser schweren Zeit. Ich habe Johannes viel zu verdanken, weil ich mich nie von ihm bevormundet, sondern verstanden fühlte. Er ließ mich alles selbst finden, ohne zu manipulieren oder zu beeinflussen. Meine eigene »innere Weisheit« würde mich meinen Weg finden lassen, war seine Überzeugung. Nicht er wisse, was gut für mich sei, sondern ich selbst.

Einige Monate nach Jules Tod fand ein Idiolektik-Seminar zum Thema Psychosomatik statt, das ich nicht ausfallen lassen wollte. Wir Teilnehmer kannten uns alle untereinander, ich fühlte mich in der Gruppe gut aufgehoben. Den Seminarleiter, einen Arzt, schätzte ich sehr, auch, weil ich wusste, dass ich sehr viel bei ihm lernen konnte.

Das Seminar war für zwei Tage angesetzt. Am ersten Abend fand ein gemeinsames Abendessen für alle Mitglieder der »GIG« in einem Lokal statt.

Bei diesem Essen erfuhren wir, dass der Arzt das Seminar nicht fortsetzen würde und abreisen müsse – aus privaten Gründen, wie uns mitgeteilt wurde.

Dann bekam ich nur noch mit, dass er tatsächlich ging.

Ich weiß nicht, was ihn so überstürzt nach Hause reisen ließ, aber was bei mir hochkam, war: Da geht einer, ohne sich zu verabschieden.

Ich war wütend! Ich hatte mich auf das Seminar gefreut! Zuerst äußerte ich an unserem Tisch meine Empörung darüber, dass dieser Arzt einfach wegging, ohne uns persönlich zu informieren. Ich sprach über meinen Ärger und über meinen Zorn wegen dieses Verhaltens und merkte gar nicht, dass das etwas mit Jule zu tun hatte.

Sie war auch gegangen, ohne sich zu verabschieden.

Ich spürte, dass etwas Festgefrorenes in mir durch dieses Ereignis hochkam. Gefühle der Trauer, der Ohnmacht, der Verlassenheit begannen zu schmelzen und überrollten mich wie eine gewaltige Flutwelle.

Als ich diesen Schmerz zuließ, bekam ich plötzlich einen Weinanfall in diesem öffentlichen Lokal vor vielen Menschen. Ich habe geweint, geweint, geweint. Als wären alle Schleusen mit einem Schlag geöffnet, und die Wasserfluten drohten mich wegzuspülen.

Als ich schluchzend stammelte: »Meine Tochter ist vor vier Monaten gestorben«, versuchte eine Teilnehmerin mich zu trösten: »Ich verstehe dich so gut. Meine Tochter ist seit 20 Jahren tot. Sie ist damals aus dem Fenster gefallen ...« Es tröstete mich nicht, dass jemand anderem auch einmal so etwas Schreckliches passiert ist.

Ich löste mich von ihr und ging auf eine Psychologin zu, die ebenfalls an dem Seminar teilnahm. Sie bat ich um ein Gespräch. Weinend erzählte ich ihr, was mit Jule passiert war. Sie ließ einfach alles so stehen, redete nicht viel, sondern hörte mir konzentriert zu. Danach ging es mir besser.

Es war gut, dass ich all dies, was in mir festgehalten wurde, nicht weiter unterdrückte. Ich schämte mich nicht dafür, dass andere Menschen Zeugen meines Ausbruchs wurden. Gefühle der Trauer kommen nicht unbedingt, wenn man allein im stillen Kämmerlein sitzt; mir passierten sie ganz oft im Kontakt mit anderen Menschen. Bei einer Begegnung auf der Straße oder der Frage »Wie geht es dir?« konnte ich in Tränen ausbrechen.

Einmal klingelte die Firma »Eismann« bei uns. Als ich öffnete und der Fahrer fragte, ob ich etwas für die Gefriertruhe brauchte, liefen mir plötzlich die Tränen herunter, weil ich mich daran erinnerte, dass Jule immer, wenn sie den Laster in unsere Straße einbiegen sah, rief: »Mama, bitte, ich will auch ein Eis!«

Durch diese Offenheit habe ich natürlich so manchen irritiert, der Fahrer wusste gar nicht, wie er sich verhalten sollte, obwohl ich ihm gleich erklärte, dass meine Tochter vor kurzem gestorben war. Aber ich mochte nicht auch noch auf die Leute Rücksicht nehmen ... Ich war doch diejenige, die sich fühlte, als wäre sie beinamputiert oder hätte beide Arme verloren, nur dass meine Verletzung keiner sah.

* * *

Während meiner Ausbildung zur Klinikseelsorgerin hatte ich viele Bücher über das Thema Trauern gelesen. Als selbst Betroffene profitierte ich nun davon, diese Informationen von damals zu meiner eigenen Hilfe »abrufen« zu können.

Das Buch »Ich sehe deine Tränen« von dem griechischen Psychotherapeuten Jorgos Canakakis kam mir während meiner eigenen Trauerarbeit immer wieder in den Sinn.

Er zeigt auf, dass in unserer zivilisierten Welt zu wenig getrauert werden darf, und beschreibt die alten Rituale in einem griechischen Dorf, wo die ganze Bevölkerung bei einem Todesfall mittrauerte. Stellvertretend und mit den direkten Angehörigen schrien Klageweiber den Schmerz aus sich heraus. Sie nahmen die Mutter in den Arm, die ihr Kind verloren hatte, und brachten durch Körperkontakt und Emotionalität ihr »Mit-Leiden« zum Ausdruck.

Bei uns gehen die Leute lieber einen Schritt zurück, suchen die Distanz und verhalten sich eher so, als wäre nichts passiert. Für mich war genau diese Distanziertheit, dieses »Darüberweggehen«, das Schlimmste. Während meiner Zeit in der Klinikseelsorge traf ich Menschen, denen es schwer fiel, sich dem eigenen Schmerz zu stellen, die ihn »hinuntergewürgt«, aber nicht »verdaut« hatten. Manchmal erst nach Jahren traten dann Gefühle auf wie: »Das Ganze liegt mir wie ein Stein im Magen«, oder: »Es ist, als ob sich seit diesem Zeitpunkt ein dicker Eisenring um mein Herz gelegt hat.« Einige Betroffene schienen innerlich erstarrt und zu keinen Gefühlen mehr fähig.

Wenn Schmerz und Trauer unterdrückt werden, kann es passieren, dass auch die positiven Emotionen – Freude, Spaß am Leben, Witz – kaum noch Raum finden. Für mich war von Anfang an klar: Ich will weiterleben, und ich will gut weiterleben.

Mein Gedanke war stets: Jule hat nicht gewollt, dass unsere Familie auseinander bricht. Diese Vorstellung dehnte sich dann auch auf mein weiteres Umfeld aus, wie etwa auf die Notärztin. Wenn Michaela Fiedler sich umgebracht hätte und ihren Mann mit den zwei kleinen Kindern zurückgelassen hätte ... Nein, das wäre nicht in meinem – und in Jules – Sinn gewesen.

11

Am Samstag nach Jules Tod fand ein Fußballspiel von Marvins Mannschaft statt. Wir waren uns einig, dass es ihm nur gut tun konnte, sich beim Laufen auszupowern, und gingen mit auf den Sportplatz, obwohl uns das nicht leicht fiel.

Ich stand neben einem mir unbekannten Mann. Er hatte mitbekommen, dass der hervorragende Spieler mit der »neun« mein Sohn war, und meinte gut gelaunt: »Wie viele haben Sie noch von der Sorte?«

Ich hätte auf der Stelle tot umfallen mögen. »Ja, ich habe noch so einen begabten Sohn, einen Torwart, und ...« Jule.

»Unsere kleine Tochter ist gerade erst gestorben.«

Ich hatte nicht geahnt, dass ganz alltägliche Fragen Trauernde aus dem Gleichgewicht bringen können ...

Einmal sagte Marvin: »Ich will, dass alles so bleibt, wie es ist.« Aber das konnte natürlich nicht funktionieren. Nichts war mehr wie vorher, seit Jule tot war, aber wir versuchten nie, unseren eigenen Schmerz und unsere Trauer auf die beiden Jungen zu projizieren. Sie sollten sich so verhalten, wie es ihnen am besten bekam, und nicht so, wie es irgendjemand von ihnen erwartete.

Auch Horst und ich ließen uns gegenseitig die Freiheit, so zu trauern, wie wir es brauchten. Das ist bei jedem anders. Jeder Mensch ist einmalig, auch sein Trauerweg.

Marvin und Bastian mussten auch nie mit zum Friedhof, wenn sie das nicht wollten. Aber das Ritual mit den Seifenblasen am Todestag gefiel ihnen, vor allem, weil die Kinder unserer Freunde mitkamen. Dann waren sie nicht allein, und wir *machten* etwas und standen nicht nur herum.

Ich glaube, dass viele Leute nicht wissen, was sie überhaupt an einem Grab machen sollen. Vielleicht ein Vaterunser beten, oder ganz still sein und die Hände falten, aber was will ein Kind da? Mit dem Toten reden?

Als wir Weihnachten mit allen Enkelkindern am Grab des Opas standen, zündeten wir in der Dämmerung Wunderkerzen an und steckten sie in die gefrorene Erde. Es gibt viele Möglichkeiten, Rituale zu verwirklichen.

Ich habe eine innige Verbindung zu Jule, die über den Tod hinausgeht und die mit dieser Stelle auf dem Friedhof nichts zu tun hat. Manchmal ist es, als ob sie sagen würde: »Es ist alles okay, so wie du es machst, Mama.« Auch dass ich mit der Ärztin so human umging, ist meines Erachtens in Jules Sinn. Sie hätte niemals gewollt, dass wir sie und damit auch ihre Familie ruinieren.

Jule war ein einfühlsames Kind. Wenn Horst von der Arbeit nach Hause kam, blickte sie aus dem Fenster und beobachtete, wie er aus seinem Auto stieg. An der Art, wie er ging, erkannte sie seine Stimmung. Manchmal rief sie: »Uiuiui, dem Papa geht's heute aber gar nicht gut«, und lief gleich hinunter, um ihn aufzumuntern.

* * *

Im September 1997 verbrachten wir unseren ersten Urlaub ohne Jule, nur zu viert, in unserem Ferienhaus an der Nordsee. Das war schwer, und wir vermissten Jule ohne Ende. Vor allem für die beiden Jungen war es schwer, dass das dritte Bett im Kinderzimmer leer blieb.

Trotz allem, wir erholten uns in der frischen Luft und am Meer sehr gut. Es war ein halbes Jahr nach Jules Tod, und wir spürten, dass wir das Schlimmste überstanden hatten.

Geliebte Tochter, über alle Zeiten und Grenzen hinweg!

Einige Wochen nach deinem Tod hast du dich in einem Traum von mir verabschiedet. Ich spürte das unaussprechliche Gefühl einer tiefen Liebe zwischen dir und mir. Es bedurfte keiner Worte. Ich war erstaunt, dass ich dich nicht festhalten wollte.

Ich erinnere mich, wie du wenige Wochen zuvor am Küchenfenster standest. Ich saß am Tisch und konnte dich im Profil sehen. »Jule«, sagte ich, »du bist mein Sonnenschein.«

Du lächeltest versunken und glücklich in dich hinein und sagtest nichts.

»Was ist, Schatz, freust du dich?«

»Mama, da wird es ganz warm in meinem Herzen.«

Ich nahm dich in die Arme und sagte dir, dass ich auch ganz glücklich sei.

Ein mystisches Erlebnis.

Dieses Gefühl der tiefen Verbundenheit zu dir ist geblieben. Es ist durch deinen Tod nicht abgerissen und hat die Trauerzeit überstanden. Du bist und bleibst auf ewig meine süße Kleine. Die Tochter, die ich mir nach den beiden Jungen gewünscht habe. Du gehörst zu uns. Ich verschweige dich nicht. Wenn ich gefragt werde: »Wie viele Kinder haben Sie?«, dann sage ich: »Zwei Jungen und unser kleines Mädchen ...« Und ich zeige dann meistens mit dem Finger nach oben.

Dein Tod hat alles verändert. Uns – deine Eltern, deine Brüder, unsere Familie. Wenn man bei einem Mobile ein Teil abschneidet, gerät alles aus dem Gleichgewicht und muss mühsam wieder neu ausbalanciert werden. So wie es einmal war, kann es ohne das Fehlende nicht mehr sein.

Jeder von uns hat sich anfangs in dein Bett gekuschelt, so, als wollten wir dich noch einmal spüren ... Deine Haut war so angenehm und du selber so körperlich anwesend, so fühlbar! Aber du warst nicht mehr da ... Nur deine ägyptische Bettwäsche erzählte uns von deinen Träumen.

Ich bin so froh, dass ich dich nie weggeschickt habe, wenn du nachts zu uns kamst. Du warst so mutig, mitten in der Nacht aufzustehen und nach einem »dummen Traum« ein Stockwerk höher in unser Schlafzimmer zu kommen. Noch heute höre ich deine leichtfüßigen Schritte.

Wir schliefen Rücken an Rücken – wenn es mir zu eng wurde, bugsierte ich dich rüber zu Papa.

Du fehlst uns, und du wirst uns immer fehlen. Und

das ist gut so. Ich lebe mit dem Schmerz. Aber ich lebe!

Schmerz, Traurigkeit, Wut fühlen – ist das die Kehrseite von Freude, Glück und Zufriedenheit spüren? Ist das nur im Doppelpack zu haben?

Du warst eine lustige Maus mit vielen Ideen, die du in Taten umgesetzt hast. Humor und Kreativität gehören auch zu meinen Stärken. In Erinnerung an dich lebe ich diese beiden Eigenschaften noch bewusster als früher.

Du hattest einen starken Willen, und obwohl du noch so klein warst, konnte man dir nicht so leicht ein X für ein U vormachen. Auch hier versuche ich dir nachzueifern.

In deinem ersten und einzigen Zeugnis steht: »Jule ist eine aufgeschlossene Schülerin. Sie beteiligt sich interessiert und aufmerksam am Unterrichtsgeschehen. Oft bemüht sie sich, die Sachverhalte zu durchdenken. Dann bereichert sie das Unterrichtsgespräch durch treffende Beiträge.«

Wie sehr hast du uns alle bereichert! Dafür werden wir immer dankbar sein. Du bist ein großes Geschenk für uns – auch heute noch!

Ein Satz aus deinem Zeugnis hat dir wehgetan und dich beschäftigt. Dein Lehrer schrieb, dass du »gern mit den Nachbarn zusammenarbeitest, wodurch immer wieder eine störende Arbeitsunruhe entsteht«.

Dein traurig trotziger Kommentar: »Ich weiß schon, da steht ich bin eine ›Unruhestörerin‹.«

Ich versuchte, dich damit zu trösten, dass Teamarbeit mehr denn je gefragt sei. Du warst untröstlich. Du hattest genau verstanden, was gemeint war. Nur wähltest du statt ›Ruhestörerin‹ die falsche Vokabel.

Für mich steckt in dem Wort ›Unruhestörerin‹ etwas Positives. Eine ›Unruhestörerin‹ ist eine, die die Unruhe stört. Somit wird sie zu einer ›Ruhebringerin‹ und zu einer Friedensstifterin.

In diesem Sinne möchte ich in deine Fußstapfen treten.

Ich bin sogar bereit, wie du eine ›Ruhestörerin‹ zu sein, wenn es darum geht, Sachverhalte zu durchdenken, zu durchschauen, aufzudecken und durch treffende Beiträge zur Bereicherung beizutragen – eine Kunst, die dein Lehrer dir bescheinigte.

Liebe Tochter, einmal brachte Papa mir Blumen mit, als er von einer Reise zurückkehrte. Du bekamst auch welche: einen kleinen roten Blumentopf mit Miniröschen. Papa ist heute noch froh, dass er seinem kleinen Mädchen einmal Blumen geschenkt hat.

Der Tag vor deinem Tod war ein schöner sonniger Tag. Du wolltest dich sonnen, und ich holte dir tatsächlich die Liege. Später hast du beim Herumtollen im Garten das erste Gänseblümchen entdeckt, es gepflückt und mir geschenkt. Manchmal pflücke ich zur Erinnerung daran Gänseblümchen für dein Grab. Das Sträußchen zu deinem ersten Todestag ist ein »Tränenstrauß« geworden. Jedes Gänseblümchen eine kostbare Träne. Da ich an diesem Tag Geburtstag habe, teilte ich die Blümchen. Eine kleine Vase stellte ich auf dein Grab und eines auf meinen Geburtstagstisch.

Mit Papa zusammen hast du mir mal einen riesigen Strauß blauer Kornblumen und weißer Margeriten gepflückt und freudestrahlend geschenkt. Du konntest dich so über die kleinen Dinge freuen.

Das große Stück Birkenrinde, das du an deinem vorletzten Tag auf dieser Erde aus dem Park anschlepptest und mir freudig überreichtest, liegt nach wie vor auf dem Mäuerchen neben unserer Haustür. Bin ich froh, dass ich mich mit dir über die Schönheit dieser weißen Baumrinde gefreut und deinen Fund nicht als Unsinn abgetan habe!

An diesem Tag hatte Papa dich extra aus der Schule abgeholt. Wie oft hattest du dir das schon gewünscht! Abends wolltest du unbedingt mit Papa und den Jungs zum Badminton mitfahren. Du musstest zu Hause bleiben und warst sehr sauer.

Wir zwei wollten deshalb etwas Schönes machen. Du wünschtest dir »Eier färben«, denn Ostern war nicht mehr weit. Wir fanden die Farben nicht. Stattdessen stellten wir beide die Möbel im Wohnzimmer um und behängten einen Strauß mit Ostereiern.

Wie oft hast du dein kleines Zimmer verändert! Wenn ich nicht bereit war, die Kommode zu verschieben, hast du es allein versucht oder deine

Freunde eingespannt. Ich stelle meine Möbel noch heute gern um. Habe ich das von dir, oder hattest du das von mir?

Dein langes buntes Springseil, mit dem du leidenschaftlich gehüpft bist und einmal sogar hundert Sprünge geschafft hast – ich glaube, jetzt habe ich übertrieben, wie du! –, leihe ich manchmal den anderen Kindern. Meist liegt es aber gelangweilt und sicher auch traurig im Keller. Du weißt schon, wo ...

Ich umarme dich in Gedanken ganz fest in tiefer, unvergänglicher Liebe und lasse dich los. Für immer?

Im Nachhinein sehe ich diesen Urlaub als letztes Auftanken. Denn als wir nach Hause zurückkehrten, brauchten wir unsere ganze Kraft.

Im Briefkasten lag ein großer brauner Umschlag, der den Obduktionsbericht und das Gutachten des Instituts für Rechtsmedizin enthielt.

In dieser Stellungnahme wurde unter Berücksichtigung der Zeugenaussagen der Ablauf der tragischen Ereignisse im Rettungswagen an jenem verhängnisvollen Tag im April 1997 rekonstruiert ...

12

Als Jule in den Rettungswagen getragen wurde, schrie sie immer noch: »Nein, nein, ich will nicht ins Krankenhaus! Ich will keine Spritze!«

Die Assistenzärztin und Internistin Dr. Michaela Fiedler, dic an diesem Tag zum Notfalldienst eingeteilt war, setzte ihre Untersuchungen fort und meinte, eine Pupillendifferenz und eine beginnende Eintrübung festzustellen, was ihre Erstdiagnose »Schädelhirntrauma« untermauerte. Sie rief dem Fahrer des Rettungswagens zu, er solle sofort einen Hubschrauber verständigen.

Wegen der Verdachtsdiagnose einer schweren Schädel-Hirn-Verletzung entschloss sich die Notärztin zur Intubation und künstlicher Beatmung. Da Blut in Jules Rachen gelaufen war, musste abgesaugt werden. Zur Vorbereitung der Intubation hielt die Ärztin eine Narkose für erforderlich.

Hektik brach aus.

Frau Dr. Fiedler legte einen Zugang in die Vene von Jules Oberarm und verabreichte ihr zwei starke Medikamente. Durch diese Narkosemittel wird die Spontanatmung unterdrückt oder in Abhängigkeit von der Dosierung vollständig ausgeschaltet.

Die Notärztin setzte den Intubationsschlauch, und ein Sanitäter beatmete Jule manuell mit dem Ambubeutel. Danach fixierte die Ärztin mit einer Mullbinde den Tubus und schloss ihn an das maschinelle Beatmungsgerät an.

Während der Fahrt zum Parkplatz der Fabrik, wo bereits zehn Minuten nach Anforderung der Hubschrauber landete, verschlechterte sich Jules Zustand rapide. Der Puls fiel und fiel und verbesserte sich trotz der Gabe von entsprechenden Medikamenten nicht.

Auf dem Parkplatz öffneten die Sanitäter die Türen des Rettungswagens, und der Notarzt aus dem Hubschrauber sprang herein.

Mit geschultem Blick bemerkte Dr. Schmitt eine Zyanose – Jules Haut zeigte bereits eine Blaufärbung.

»Da stimmt was mit der Beatmung nicht«, sagte er, als er sein Stethoskop nahm, um Jule abzuhören.

Er trennte das Beatmungsgerät ab und brachte den Ambubeutel wieder zum Einsatz.

Jules Magen füllte sich mit Luft ...

»Was habt ihr gemacht!«, schrie er. »Das Kind ist fehlintubiert! Schnell, schnell, einen neuen Tubus!«

In aller Eile führte er mit Hilfe eines Rachenspatels einen Beatmungsschlauch in Jules Luftröhre, was ihm ohne Probleme gelang. Den anderen Tubus beließ er in der Speiseröhre.

Dr. Schmitt tat alles, was er konnte, aber Jules Zustand verbesserte sich nicht mehr.

Trotz aussichtsloser Lage ordnete Dr. Schmitt, Oberarzt und Anästhesist, an, Jule in die Klinik nach Köln zu fliegen, wo der diensthabende Arzt in der Ambulanz um 9.15 Uhr Jules Tod feststellte.

13

Ich las und las wie besessen, erst das Begleitschreiben unseres Anwaltes, dann das Gutachten des Gerichtsmediziners und schließlich den Obduktionsbericht. Ich musste das tun, obwohl es einer seelischen Folter gleichkam.

Durch meine Tränen verschwammen die Zeilen vor meinen Augen. Ich kämpfte mich durch den 60seitigen Text mit seinen vielen Fachausdrücken, die ich mir später genau von Martin erklären ließ. Nachdem er den Obduktionsbericht studiert hatte, sagte er: »Jetzt weiß ich, dass ich niemals den Obduktionsbericht eines meiner Kinder lesen würde.« Für mich war es trotzdem wichtig.

Ich wollte alles verstehen.

Ich wollte die Wahrheit wissen.

Endlich kam ich zu dem Kapitel »Todesursache«.

Das Gutachten stellte als todesursächlich »zentrales Regulationsversagen in Folge einer diffusen Hirnschwellung mit Hirndruckzeichen« fest.

Eine solche Hirnschwellung könne durch eine Hirnquetschung hervorgerufen werden oder Folge eines allgemeinen Sauerstoffmangels sein.

Zum Zeitpunkt der Intubation sei Jule weitgehend bewusstseinsklar und die natürlichen Schutzreflexe sowie die Atemtätigkeit noch ausreichend vorhanden.

In der Viertelstunde, zwischen dem Beginn der Narkosewirkung und der ersten Intubation bis zur korrekten zweiten künstlichen Beatmung durch den Hubschraubernotarzt sei keine ausreichende Sauerstoffzufuhr möglich gewesen.

In der abschließenden Zusammenschau aller Fakten kam der Gutachter zu dem Schluss, dass »keine vernünftigen Zweifel« daran bestehen, »dass der Tod des Kindes durch die Fehlintubation« verursacht worden sei. Die Intubation sei nicht durch besondere Umstände wesentlich erschwert gewesen.

Die Fehlintubation sei bei korrekter Überprüfung der Lage des Tubus und unter anderem auch durch die Blaufärbung der Haut erkennbar gewesen.

Dr. Fiedler sei mangelnde Sorgfaltspflicht vorzuwerfen.

Der letzte Satz des Gutachtens lautete: »Ohne die ärztlichen Maßnahmen (Fehlintubation) wäre der Tod mit an Sicherheit grenzender Wahrscheinlichkeit nicht zu diesem Zeitpunkt eingetreten«, wobei die Formulierung »mit an Sicherheit grenzender Wahrscheinlichkeit« der offizielle juristische Ausdruck ist. Kein Mensch kann mit Sicherheit behaupten, dass ein anderer nicht in der nächsten Minute stirbt. Ein Herzinfarkt, ein Schlaganfall kann theoretisch jeden aus heiterem Himmel treffen.

* * *

Langsam ließ ich die Papiere sinken.

Jule hätte den Unfall gesund überlebt. Hier stand es schwarz auf weiß.

Sie starb durch den Fehler der Notärztin, die Internistin und nicht Anästhesistin ist. Sie hat mein Kind getötet.

Ich hatte es nicht wahrhaben wolle, als Utas Bruder Klaus mir erklärte, was »falsch intubieren« bedeutet. Doch hier war der Beweis: Sie war »schuld«!

Alle befreundeten Ärzte hatten sich geirrt!

Alle ohne Ausnahme hatten mich gewarnt: »Erwarte nichts von dem Gutachten. Darin wird nichts Konkretes stehen. Das schreiben Ärzte!« Und kein Mediziner würde leichten Herzens einen Kollegen oder eine Kollegin »ans Messer liefern«. Eine Krähe hackt der anderen kein Auge aus ...

Und jetzt das!

Kein schweres Schädelhirntrauma.

Die Obduktion hatte diesbezüglich eine unerhebliche reiskorngroße Gehirnquetschung festgestellt.

Ich starb tausend Tode, damals im September, wenige Tage, bevor Jule acht Jahre hätte werden können ...

Nach einem halben Jahr der intensiven, überwältigenden Trauer um mein Kind hatte ich nun das Gefühl, in einen unendlich tiefen Abgrund zu stürzen. Die Erde öffnete sich und verschlang mich.

Schluchzend rief ich meine Eltern an.

»Stefanie, was ist los?«, rief meine Mutter erschrocken in den Hörer.

»Jule hätte den Unfall gesund überlebt«, brachte ich mühsam hervor.

»Ach du meine Güte, wie furchtbar!« Ich merkte ihrer Stimme unendliche Traurigkeit an. »Das ist ja so, als wenn unsere Kleine jetzt noch einmal stirbt.« Meine Mutter weinte. »Sie hätte also acht werden können ...«

Genau so empfand ich es auch: Als wäre Jule zum zweiten Mal gestorben.

Alle litten mit. Die Großeltern, unsere Freunde und Bekannten.

Marvin grollte: »Ich habe es euch gesagt! Von Anfang an habe ich es gesagt. Aber ihr wolltet mir ja nicht glauben ...«

Im November gab es ein zweites Gutachten, denn auch Frau Dr. Fiedler war geraten worden, sich einen Anwalt zu nehmen. Dieser erstellte ein Gegengutachten, das wiederum zwei Monate später in allen Punkten widerlegt wurde.

Von den Gerichtsmedizinern wurde auch im zweiten Gutachten ausdrücklich geschlussfolgert, dass der Tod des Kindes nicht infolge der bei dem Unfall erlittenen Verletzungen eingetreten ist, sondern in strafrechtlich kausalem Zusammenhang mit der Fehlintubation und dem Nichterkennen der Situation stehe.

Die Ermittlungen gegen Dr. Michaela Fiedler wurden fortgesetzt.

Ich versuchte, meine Gefühle unter Kontrolle zu bringen. In den letzten sechs Monaten hatte ich viel durchgemacht. Ich hatte alles versucht, um meine Trauer zu bewältigen. Ich war auf einem guten Weg, den wollte ich nicht verlassen.

Nach einigen Tagen gelang es mir, die Situation mit dem Verstand zu erfassen.

Mein erster vernünftiger Gedanke war: Ich will mit Michaela Fiedler reden.

Ich will die Frau kennen lernen, die meine Tochter getötet hat. Ich will wissen, was für ein Mensch sie ist ...

14

Viele Bekannte konnten nicht nachvollziehen, dass mir das Wissen, dass Jule hätte leben können, wenn der Behandlungsfehler rechtzeitig erkannt worden wäre, in diesen Septembertagen vollends den Boden unter den Füßen wegzog. Meine Tochter war doch bereits tot, ob nun durch den Unfall oder den Arztfehler ...

Für mich machte es jedoch einen großen Unterschied, ob es einen »Schuldigen« gab oder nicht. Tot ist zwar tot, aber Tod ist nicht gleich Tod. So habe ich das empfunden.

Mich brachte das Gutachten mit den schrecklichen Tatsachen völlig aus dem Gleichgewicht. Die Schlafprobleme verstärkten sich, ich saß morgens am Kaffeetisch, grübelte, weinte viel und hatte keinen Appetit. Ich mochte gar nicht mehr in den Spiegel schauen, so schlecht sah ich aus.

In diesem Zustand suchte ich meine Hausärztin auf, die für mich über meine Krankenkasse eine Familienpflegerin organisierte.

Katja war in den nächsten Monaten meine Stütze, was die Haushaltsführung anging, sie verwöhnte uns alle auf wunderbare Weise.

Marvin und Bastian schwärmen heute noch von den Pfannkuchen mit Hackfleischfüllung überbacken mit einer Käsesahnesauce. Und dann die guten Kuchen! Ihr Eierlikörkuchen hat unseren traditionellen Nusskuchen zu den Geburtstagen abgelöst. Wir können ihn alle vier zubereiten, so einfach und so gut ist er.

Dank Katjas Hilfe erholte ich mich körperlich, aß wieder mehr, und langsam stabilisierte sich mein Zustand.

Katja war ein einziger Glücksfall für mich. Eine intelligente, wache, junge Frau, verheiratet, zwei Kinder.

Sie arbeitete mit einer Gruppe misshandelter Frauen – ehrenamtlich, wie viele sozial engagierte Frauen.

Katja hatte ein großes Herz und ein gutes Gespür, und weil ich oft so verstrickt war in die unterschiedlichsten Gefühle, half sie mir mit ihrer Wahrnehmung aus der Distanz, den Überblick zu behalten.

In dieser Zeit klingelte es eines Tages an der Haustür. Gerda, eine Bekannte, hielt einen Zeitungsausschnitt in der Hand. »Komm rein«, sagte ich.

»Nein, danke, ich hab nicht viel Zeit, ich muss gleich weiter. Hast du das hier schon gelesen?«, fragte sie und zeigte mir den ausgeschnittenen Zeitungsartikel.

»Wir beziehen doch keine Zeitung«, erwiderte ich.

»Gestern hatten wir die Einschulung von Marius. Die haben da den Tod von Jule zur Verkehrserziehung hergenommen. Viele namhafte Politiker waren da. Die Schulanfänger mussten sich tausend Grußworte anhören. Es war schrecklich. Hat über anderthalb Stunden gedauert, viel zu lang für die Sechsjährigen. Und weißt du, was Marius auf dem Heimweg gesagt hat? Das haben wir nur der Jule zu verdanken ...«

Ich nahm den Artikel und las. Wie entsetzlich!

Seit wenigen Tagen wusste ich, dass unser Kind definitiv durch den ärztlichen Behandlungsfehler gestorben ist, und jetzt steht in der Zeitung, dass es einen traurigen Anlass gab für diese Veranstaltung in Jules ehemaliger Schule: »den Verkehrstod« unseres Mädchens.

Ich wusste nicht, wohin mit mir. Wie benommen begleitete ich Gerda zur Tür.

Den Zeitungsausschnitt überließ sie mir.

Ich las die Ausführungen des Journalisten noch mal in Ruhe durch. Unglaublich!

Mit diesem fünfspaltigen Artikel in unserer Lokalzeitung begann unser persönlicher Kampf um Wahrhaftigkeit im Umgang mit Jules Tod.

Die Hans-Böckler-Schule war in diesem Jahr für die Veranstaltung ausgewählt worden, so stand es in der Zeitung, weil ein Kind dieser Schule auf dem Schulweg einen tödlichen Verkehrsunfall erlitten hatte.

Den Appell an die Autofahrer, vorsichtig zu fahren, finde ich gut und immer richtig. Aber es stimmte nicht, dass dieses Jahr in unserem Viertel ein Kind einen tödlichen Verkehrsunfall erlitten hatte.

Dieses Jahr war in unserem Viertel ein Kind durch einen Arztfehler gestorben.

So besagte es das Gutachten, das wir seit einigen Tagen kannten.

Horst und ich diskutierten ausführlich, wie wir mit dieser Unwahrheit umgehen sollten. Die Öffentlichkeit wurde durch diesen Bericht nicht wahrheitsgemäß über den Tod unserer Tochter informiert.

Auch für Herrn Görgens, den Autofahrer, musste solch ein Artikel furchtbar sein.

Was sollten wir tun? Eine Gegendarstellung und Richtigstellung in unserer Zeitung veröffentlichen?

Am liebsten hätten wir damals die ganze Welt angehalten und es laut herausgeschrien: Etwas Furchtbares ist passiert, eine Ärztin hat unser Kind umgebracht!

Horsts Idee war dann ganz rational: Statt die Öffentlichkeit zu informieren, schrieben wir einen Brief an Karl Erwin Lange, einen bekannten und beliebten Politiker unseres Bezirks, der an der Einschulungsveranstaltung teilgenommen hatte. Wir wollten ihn darüber informieren, was wirklich passiert war.

Unsere gemeinsame Einsicht war: Unser Kind kann niemand wieder lebendig machen, aber vielleicht können andere vor so einem Unglück bewahrt werden. Unsere Motivation war: So etwas darf nie wieder passieren!

In dem Schreiben nahmen wir auf die Schulveranstaltung Bezug und erläuterten dann, dass Jule nicht an den Unfallverletzungen starb, sondern aufgrund der Fehlbehandlung durch eine Notärztin.

Wir versicherten Herrn Lange, dass wir der Ärztin das Leben nicht zusätzlich erschweren wollten, und äußerten die Bitte, sich in seiner Position als Politiker dafür einzusetzen, dass eine spezielle Schulung für alle Notärzte eingeführt wird. Nach unserer Information gab es für Ärzte, die sich für den Notfalldienst meldeten, keine gesonderte Ausbildung. Wir wollten erreichen, dass unsere Jule das letzte Kind bleibt, das wegen mangelndem Sachwissen, Erfahrung und Sorgfalt eines Notarztes sterben musste.

Der Hubschraubernotarzt hatte den Behandlungsfehler nicht vertuscht, sondern auf dem Protokollbogen »unnatürliche Todesursachen« angekreuzt, was den Staatsanwalt auf den Plan rief. Sonst hätten wir wohl nie die wahre Todesursache unseres Kindes erfahren.

Mit diesem Brief ging ich persönlich zu Herrn Langes Büro. Wenn der Politiker zufällig anwesend sein sollte, könnte ich gleich persönlich mit ihm sprechen und ihm das Schreiben überreichen.

Doch Karl Erwin Lange war in Urlaub. Ein Parteikollege empfing mich stattdessen und bat mich in sein Büro.

Ich erzählte ihm, was uns widerfahren war, und sprach auch von dem Gutachten und der Schulveranstaltung vor wenigen Tagen.

Auf einmal standen ihm die Tränen in den Augen.

»Das geht mir jetzt ganz nahe«, gestand er bedrückt. »Ich habe selber einen Sohn, der nächstes Jahr eingeschult wird ... Wenn dem so etwas passieren würde ... Frau Bachstein, ich kann Ihnen nur einen guten Rat geben«, erklärte er, als er sich wieder gefasst hatte, »unternehmen Sie nichts. Lassen Sie es so, wie es ist. Akzeptieren Sie es. Es wird für Sie nur noch schlimmer.«

Ich bedankte mich bei ich ihm, dass er sich Zeit genommen hatte, und bat ihn, den Brief an Herrn Lange weiterzureichen, den ich für einen kompetenten und fähigen Politiker hielt.

Passiv bleiben konnte und wollte ich nicht.

Einen ähnlichen Brief schrieben wir auch an Professor Lauenthal vom Institut für Rechtsmedizin, der das Gutachten verfasst hatte. Zwei Wochen später kam ein einfühlsamer Brief, der Verständnis und Mitgefühl ausdrückte.

Er bedauerte den tragischen Tod von Jule und erklärte, dass ärztliche Fehlleistungen leider nicht immer zu vermeiden seien. Und wenn dies wesentlich auf ungenügende Ausbildung zurückzuführen sei, dann müsse diese intensiviert werden. Wo es ihm möglich sei, wolle er sich auch in Zukunft dafür einsetzen, dass die Ausbildung optimiert werde.

Das Wichtigste für uns: Er brachte seine Trauer zum Ausdruck und erkannte den Arztfehler an. Mehr konnte er nicht tun, mehr brauchte er für uns nicht zu tun. Ich hatte nicht erwartet, dass der Professor durch ganz Deutschland reist und die Notärzte weiterbildet.

Für uns war seine Antwort eine adäquate Reaktion auf unsere Befindlichkeit.

Nicht dagegen der Brief von Karl Erwin Lange.

Dieses Schreiben, das ich wenig später aus dem Briefkasten holte, sollte mich immer wieder in den kommenden Jahren beschäftigen.

15

Der wichtigste Zweck des Briefes von Herrn Lange war, so erschien es uns, seine eigene Haut als Politiker zu retten. Das Schreiben war in einem Ton gehalten, als hätten wir ihm den Krieg erklärt und dabei schweres Geschütz aufgefahren. Uns war nicht bewusst, womit wir ihn so in Alarmbereitschaft versetzt hatten.

In seinem Schreiben stellte der Politiker das gerichtsmedizinische Gutachten in Frage, bezeichnete es als sehr umstritten, bevor er wie bei einer Verteidigungsrede die Notarztsituation in unserer Stadt als hervorragend darstellte und jegliche Verantwortung seines Bezirks weit von sich wies. Dann folgte eine Lobeshymne auf Frau Dr. Fiedler, die er als besonders geeignet und geschult bezeichnete, was sie scheinbar über jeden Vorwurf erhob. Offensichtlich war Herr Lange über den Fall informiert, wenn er sogar den Namen der Notärztin kannte.

Dass Dr. Fiedler von ihm in den höchsten Tönen gelobt wurde, veranlasste mich zu der sarkastischen Äußerung: »Wie gut, dass »die Beste« bei unserer Tochter Dienst hatte. Wer weiß, was ein anderer getan hätte ...«

Warum glaubte Lange uns nicht?

Wollte er nicht, konnte er nicht, oder durfte er nicht?

Was stand für ihn auf dem Spiel?

Von Mitgefühl und Verständnis für uns Eltern war wenig zu spüren. Stattdessen schrieb er, dass er uns diese

Informationen erteilen müsse, damit wir die Situation überhaupt gerecht beurteilen könnten.

Wir fühlten uns verletzt, glaubten aber den sachlichen Informationen von K.E. Lange.

Eigentlich mochte ich den attraktiven Politiker Lange. In all den Jahren, die wir hier wohnten, machte er immer einen guten und überzeugenden Eindruck auf uns. Wir hielten es deshalb für selbstverständlich, dass er seine Betroffenheit zum Ausdruck bringen und dass er uns zusichern würde, uns in unserem Anliegen zu unterstützen. Mehr hatten wir nicht erwartet.

Niemals war uns die Idee gekommen, auf Konfrontationskurs zu gehen. Sonst hätten wir andere Wege beschritten oder eine Gegendarstellung des Zeitungsberichts verlangt. Dann wäre alles öffentlich gewesen.

Dieses Antwortschreiben ließ bei mir sämtliche Alarmglocken läuten, es zeigte mir: Hoppla – hier stimmt etwas nicht ...

Wir hatten offenbar in ein Wespennest gestochen.

Aber in welches? Wo lag der springende Punkt? Warum fühlt sich ein mit allen Wassern gewaschener Politiker wie Lange so angegriffen, dass er zu einer solchen Gegenwehr ausholt – Eltern gegenüber, die ihr Kind verloren hatten.

Warum diese Rechtfertigung?

Abgesehen von den rationalen Gedankengängen war dieser Brief für mich wie ein psychischer K.O.-Schlag, ein seelischer Dolchstoß.

Ich will es zu erklären versuchen: Durch den Verlust von Jule war ich sowieso dünnhäutig und verletzbar wie ein rohes Ei. Dazu kam, dass ich erst seit kurzem wusste, dass sie hätte leben können. Bildlich gesehen, lag ich bereits am Boden, wie bei einem Boxkampf, als wir uns Hilfe suchend an Lange wandten, damit so ein entsetzlicher Fehler niemals wieder passiert. Gefühlsmäßig empfand ich in dieser Situation sein Antwortschreiben wie das Eintreten auf einen Wehrlosen, um im Bild zu bleiben.

Diese Ohnmachtsgefühle, diese Hilflosigkeit, gepaart mit einer unaussprechlichen Wut, waren für mich zu viel. Ich fühlte mich in meiner Menschenwürde verletzt.

Heute weiß ich, dass man das, was ich da durchmachte, »Sekundär-Traumatisierung« nennt. Die erste Traumatisierung war der Tod meines Kindes – das ist schwer zu verkraften, damit umzugehen ist schrecklich. Das versteht jeder, da leiden alle mit.

Doch dann beginnt die Erfahrung, die derjenige am ehesten nachvollziehen kann, der etwas Ähnliches – die zweite Verletzung – erlebt hat.

Diese Gefühle der Verzweiflung erkannte ich wieder, als ich von einer Frau las, die vergewaltigt worden war. Das Verhalten eines Polizisten bei der Protokollaufnahme setzte ihr mehr zu als das schreckliche Geschehen selbst.

Ich war mit diesen Emotionen allein. Für jeden Trauernden ist der Verlust eines geliebten Menschen äußerst schwer zu verkraften. Bei mir kam zu meiner unendlichen Trauer noch so viel mehr hinzu.

Wer Kinder hat und erfährt, ein Kind ist gestorben, will gar nicht daran denken, dass die eigene Tochter oder der eigene Sohn sterben könnte. Wenn ich dann erzähle, dass es ein Arztfehler war, wollen die meisten das schon gar nicht mehr hören. Das ist eine Nummer zu groß, ein Schlag zu viel.

Dass mir in dieser Situation der Brief eines Politikers so zusetzte und mich so tief verletzte, kann außer Fachleuten und selbst Betroffenen kaum noch jemand nachvollziehen.

Ein Versagen der Notärztin durfte scheinbar nicht einmal gedacht werden ...

Ich weiß, dass ich kein Einzelfall bin. Die meisten Menschen, die mit ärztlichen Behandlungsfehlern zu tun haben, erleben es ähnlich. Es gibt Tausende von Geschädigten, die nie damit fertig werden und genau an diesem Punkt hängen bleiben: dass der Arztfehler nicht zugegeben werden darf.

Ich wurde diesen Brief nicht los ... Immer wieder fragte ich Freunde nach ihrem Eindruck, denn ich begann an meiner eigenen Wahrnehmung zu zweifeln. Das war schrecklich für mich.

Einige meinten, ich hätte die Antwort von Karl Erwin Lange sicher falsch verstanden. Anders könnten sie sich das gar nicht vorstellen. Lange sei doch ein netter und sozial engagierter Mann ...

Manche sagten: »Eine absolute Frechheit.«

Ein guter Freund erklärte mir: »Das hört sich doch ganz sachlich an. Er schreibt euch hier, wie die Notarztsituation in eurer Stadt ist. Dagegen kann man nichts sagen.«

Ich weiß noch, dass ich daraufhin einen Schreianfall bekam. Warum ergriffen nun auch noch meine Freunde die Partei dieses Mannes? Klar, auch ich konnte den Brief aus ganz verschiedenen Perspektiven lesen, aber vermochte sich denn niemand in mich einzufühlen?

Auf einem Sportfest kam ich einige Tage später zufällig ins Gespräch mit einer Frau, Sabine Elmenhorst, die in der Waldklinik arbeitete. Wir sprachen über Jules Tod, und sie erzählte mir, dass ihr die Notärztin persönlich bekannt sei.

Sie vertraute mir an, dass die junge Ärztin sehr unter dem allen leide.

Es tat mir gut, das zu hören, denn nach außen wurde uns ja ein ganz anderes Bild vermittelt.

Ich erwähnte auch unseren Brief an Karl Erwin Lange und gestand ihr, dass ich über sein Antwortschreiben nicht hinweg kam.

Sabine bat mich, den Brief von K.E. Lange lesen zu dürfen. Ich lud sie für den nächsten Tag zum Kaffee ein.

Sie las und schüttelte den Kopf. »Unglaublich! So einen Brief kann man doch nicht einer Mutter schicken, deren Kind gestorben ist. Unabhängig davon, ob mit oder ohne Behandlungsfehler. Weißt du, ich habe schon öfter gehört, dass mitfühlendes Verhalten nicht die Stärke von K.E. Lange sein soll.«

»Das verlange ich aber von einem Politiker«, begehrte ich auf.

»Natürlich, aber unserem Lange fällt das offenbar schwer. Vielleicht darf er sein wahres Gesicht in so einer Position auch nicht zeigen, wer weiß ...«

»Mir nützt das gar nichts«, erwiderte ich und fügte hinzu: »Wenn er das nicht kann, soll er sich Berater aus dem sozialen Bereich holen.«

Wie ich das Ganze auch drehte und wendete, immer blieb in mir ein ungutes Gefühl zurück, und logisch war das alles auch nicht. Während ich meinen Gedanken darüber nachhing, hörte ich meine neue Bekannte sagen: »Weißt du eigentlich, dass Lange der Geschäftsführung der Waldklinik angehört?«

Ich erwachte wie nach einem bösen Traum. Was hatte sie gerade gesagt?

»Lange ist Verwaltungsrat in der Geschäftsführung dort ...«

Nein, das hatte ich nicht gewusst, und es verwirrte mich.

Am nächsten Morgen, als Katja kam, um mir im Haushalt zu helfen, sprach ich mit ihr darüber.

Mit ihrem gesunden Menschenverstand war sie mir so oft eine große Hilfe; aber auch sie konnte sich keinen Reim darauf machen, was es zu bedeuten hatte, dass Lange der Geschäftsführung der Klinik angehörte, in der Frau Dr. Fiedler Assistenzärztin war.

Ich kannte mich selbst nicht mehr wieder. Ich weinte viel in dieser Zeit und bekam das alles einfach nicht in den Griff.

Werde ich langsam verrückt? Ist unsere Welt wirklich so ungerecht und kalt? Macht es nicht betroffen, und fühlt man nicht mit den Opfern, wenn einer erfahrenen Ärztin ein so entsetzlich tragischer Fehler passiert? Trauert man nicht mit? Sagt man nicht: ›Es tut mir Leid, dass euch das passiert ist?‹ Darf man uns einfach belügen und angreifen, weil die Wahrheit unbequem ist? Wer beschützt die Opfer?

Ich fühlte mich behandelt, als hätte ich mir diese Geschichte ausgedacht, als sei ich eine hysterische und überspannte Mutter. Mein Protest wurde abgetan unter »Die wird einfach nicht fertig mit dem Tod ihres Kindes«.

Warum wird so schnell gesagt, wir seien hysterisch, wenn wir Frauen uns vehement wehren?

Vielleicht ging es der Mutter einer jungen Polizistin ähnlich, deren Tochter sich wegen Mobbing von Kollegen selbst erschoss. Diese um ihr Kind trauernde Frau hat sich, wie ich finde, zu Recht mit allen ihr zur Verfügung stehenden Mitteln gewehrt gegen die Unwahrhaftigkeiten danach. Auch sie hat es mit einem System zu tun: dem Polizeiapparat.

Ich zeigte mich in einem Leserbrief mit dieser mutigen Frau solidarisch, indem ich auf die Problematik einer Sekundärtraumatisierung hinwies. Ihrer verstorbenen Tochter widmete ich ein Gedicht.

Politischer Waschzwang
für S. ...

gelitten unter P.P.
Originalton:
»Ich wasche meine Hände in Unschuld«

Waschzwang
seit zweitausend Jahren
unheilbar

Ungezählte Nachahmer
mit und ohne Rückgrat
waschen ihre Hände

in was denn sonst?

Ich verwehrte mir damals den öffentlichen Weg, weil ich befürchtete, dass dann das schwächste Glied in dieser gesamten Kette getroffen wird: die junge Assistenzärztin Dr. Michaela Fiedler.

* * *

Ziemlich genau einen Monat lang kochte und schwelte es in mir. Dann entschied ich, Karl Erwin Lange spontan in seinem Büro aufzusuchen.

»Mein Name ist Stefanie Bachstein«, sagte ich zu der Sekretärin. »Ich möchte Herrn Lange sprechen.«

»Ah«, erwiderte sie und war professionell genug, dass man ihr nicht anmerkte, ob sie mit meinem Namen etwas anfangen konnte oder nicht. »Es tut mir Leid, aber Herr Lange ist im Augenblick nicht da. Sekunde ... Ich schau mal im Terminkalender nach. Wir haben leider erst in acht Wochen einen Termin frei. Den kann ich gern für Sie reservieren.«

Noch während sie suchte und sprach, öffnete sich die Tür zum Vorzimmer, und Karl-Erwin Lange trat ein, in der Hand einen Döner vom türkischen Laden aus der Fußgängerzone.

»Ach, da ist er ja«, entfuhr es mir. »Guten Tag! Bachstein«, sagte ich nur. »Ich wollte zu Ihnen.«

Er wusste sofort, wer ich bin, und bat mich in sein Büro. Für dieses Gespräch nahm er sich viel Zeit.

Während er seinen Döner aß, es war Mittagszeit, machte ich meinem Herzen Luft. Ich erzählte ihm, wie sehr mich sein Brief getroffen hatte und wie entsetzlich und hart ich diesen insgesamt fand.

Er war erstaunt. »Den fanden Sie hart? Ich habe den Brief selbst formuliert und sehr lange daran gesessen – die halbe Nacht – und mir viele Gedanken deswegen gemacht. Da tun Sie mir unrecht.«

»Also, wenn dieser Brief nicht unsensibel war, dann möchte ich von Ihnen keinen harten Brief bekommen«, erwiderte ich.

Daraufhin setzte ich ihm das Gutachten auseinander, aus dem eindeutig hervorging, woran Jule gestorben war.

Als ich geendet hatte, schwieg er ein paar Sekunden, dann sagte er einen für mich sehr wichtigen Satz: »Wenn das so ist, dann ist das fahrlässige Tötung.« Diese Eindeutigkeit tat mir gut. Das war es, was ich wollte: Ehrlichkeit und Wahrhaftigkeit.

Gleichzeitig dachte ich: Wenn die Fakten so neu für ihn sind, wer hat ihn dann informiert, bevor er uns diesen Brief schrieb? Wer hatte ihm gesagt, dass das Gutachten »sehr umstritten« sei? Das konnte doch nur einer der Chefärzte der Waldklinik gewesen sein – oder Frau Dr. Fiedler ...

Nach einer kurzen Denkpause hörte ich Lange sagen: »Wenn das wirklich so abgelaufen ist und Frau Dr. Fiedler dafür verantwortlich ist, dann ist es besser, wenn man so eine Ärztin entlässt, falls das an die Öffentlichkeit kommt.«

Ich zuckte zusammen. In seinem Brief hatte er die Notärztin über den grünen Klee gelobt, und jetzt sprach er von Entlassung? Ich war empört. Heute hüh, morgen hott ... wie es den Herren Politikern gerade in den Kram passt.

»Wenn es zu einer Gerichtsverhandlung kommt und der Vorfall öffentlich wird, dann will ich, dass Sie Ihre Hand über diese Frau halten!«, sagte ich und schaute ihm fest in die Augen. Lange schien erstaunt und verwundert.

»Auf gar keinen Fall will ich die Entlassung von Frau Dr. Fiedler! Ich will die Anerkennung der Wahrheit, kein Menschenopfer«, gab ich ihm zu verstehen.

Von diesem Zeitpunkt an war mir klar, um was es ging: darum, Imageschaden von der Waldklinik abzuwenden, denn das konnte finanzielle Einbußen bedeuten. Letztlich schien es immer um Geld zu gehen.

Ich war hellhörig geworden und würde mich nicht mehr einlullen lassen, von niemandem.

Die Ärztin würde nicht geopfert werden, solange ich es verhindern konnte, dachte ich empört, während ich ein paar Besorgungen auf dem Markt erledigte und mich dann mit meinem Fahrrad auf den Heimweg machte. Dieses Gespräch mit K.E. Lange bestärkte mich in meinem Vorhaben, als nächstes Michaela Fiedler kennen zu lernen. Die Frau, nicht die Ärztin.

Wenn sie so eine gute Medizinerin ist und auch menschlich in Ordnung, wie alle sagen, dann ist wohl einer der Besten ein Fehler unterlaufen. Kein Mensch ist unfehlbar.

Als ich in unsere Straße fuhr, sah ich Marvin und Bastian schon vor der Tür auf mich warten.

Auch bei uns gab es an diesem Tag Döner.

16

Einige Tage später wählte ich die Nummer der Waldklinik, die Zentrale meldete sich. Mir klopfte das Herz bis zum Hals, als ich darum bat, mit Frau Dr. Fiedler verbunden zu werden. Wie würde sie reagieren? Rechnete sie mit meinem Anruf?

Ich hörte durch das Telefon, wie sie ausgerufen wurde. Da geht die Internistin jetzt über den Krankenhausflur, dachte ich, besucht vielleicht einen Patienten, der ihr besonders am Herzen liegt, oder bespricht eine schwierige Operation mit einer Kollegin ...

Ein ganz normaler Klinikalltag für sie, und ich saß hier am anderen Ende der Leitung und wartete darauf, dass sie sich meldete.

Endlich nahm Dr. Fiedler das Gespräch an. Ich nannte meinen Namen und sagte ohne Umschweife: »Ich würde mich gerne persönlich mit Ihnen unterhalten. Mir liegt der Obduktionsbericht und die gutachtliche Stellungnahme vor.«

Auch sie hatte dieses Gutachten über ihren Anwalt erhalten. Zu einem Gespräch unter vier Augen erklärte Frau Dr. Fiedler sich sofort bereit. »In Ordnung. Wo wollen wir uns treffen?«

Mir ging durch den Kopf, dass Horst und meine beiden Jungen entschieden hatten, diese Frau dürfe keinen Fuß über unsere Schwelle setzen. Marvin wurde sogar von Mordphantasien gegenüber Dr. Fiedler verfolgt. Ich war überzeugt, unser Ältester würde die Beherrschung verlieren, wenn er ihr Auge in Auge gegenüberstände. Deswegen war es ausgeschlossen, dass ich sie zu uns nach Hause einlud.

Die Ärztin kam mir zuvor: »Frau Bachstein, könnten Sie auch ins Krankenhaus kommen? Das wäre für mich am einfachsten – ich habe hier ein Arztzimmer.«

Ich ließ mich darauf ein, obwohl ich es nicht optimal fand. Ich würde sozusagen »ihr Revier« betreten, aber von solch »formellen« Kleinigkeiten wollte ich es nicht abhängig machen.

Wir verabredeten uns für den darauf folgenden Dienstag um drei Uhr am Nachmittag.

Der typische Geruch nach Desinfektionsmitteln und Bodenreinigern hängt in der Luft, als ich mich bei der Dame in der Anmeldung nach Frau Dr. Fiedlers Büro erkundige. Kann sie mir ansehen, dass ich die Mutter bin, deren Kind ... Oder weiß sie gar nichts davon?

Ich fahre mit dem Aufzug in den zweiten Stock und laufe dann einen endlos langen Flur entlang.

Ich spüre ein mulmiges Gefühl im Magen.

Während das Geräusch meiner eigenen Schritte in meinen Ohren hallt, spulen in meinem Kopf die Fakten aus dem Gutachten wie ein Endlosband ab. Gleichzeitig höre ich das Echo unzähliger Stimmen: »Sie war doch noch so fit ...« – »Was habt ihr gemacht!« – »Ich kenne sie nur als verantwortungsvolle Kollegin.« – »Ich will zu Mama ...« – »Dann muss man eine solche Ärztin entlassen ...« – »Wenn dir das als Arzt passiert, kannst du dich nur noch erschießen ...«

Ich hole tief Luft, als ich vor der Tür zu Dr. Fiedlers Büro stehe, und klopfe.

Ich habe keine Angst, bin aber sehr angespannt. Ich weiß, was ich will: den Menschen Michaela Fiedler so gut wie möglich kennen lernen. Mit meiner Erfahrung in Gesprächsführung würde mir das vielleicht gelingen ...

Michaela Fiedler öffnet die Tür. »Bitte, treten Sie ein«, sagt sie.

Mitten in dem Arztzimmer bleibe ich stehen, während sie sich wieder an ihren Schreibtisch setzt.

Ich reiche ihr nicht die Hand, und sie scheint das auch nicht zu erwarten, als wir uns knapp begrüßen.

Ich blicke ihr ins Gesicht und versuche zu erfassen, wen ich vor mir habe. Ihr Gesicht wirkt durchschnittlich, ungeschminkt, aber nicht unattraktiv. Die hellbraunen Haare trägt sie in einem Kurzhaarschnitt.

Mit einer Geste weist sie auf den Besucherstuhl. »Nehmen Sie doch bitte Platz ...«

Sie setzt sich eine Brille mit schwarzem Rand auf, schiebt mit einer Hand einen Stapel Medizinzeitschriften zur Seite, mit der andern ergreift sie ein Blatt Papier. »Dieses Gutachten hier, dazu gibt es einiges anzumerken ...«

Michaela Fiedler versucht, mir klar zu machen, dass sie sich in diesem Gutachten ungerecht und falsch beurteilt fühlt.

Bevor sie auch nur einen Satz mehr über das Gutachten sagen kann, stoppe ich sie abrupt. Ich spüre nämlich Wut in mir hochsteigen.

Wenn ich mich auf diese Ebene der Rechtfertigungen und der Schuldzuweisungen einlasse, werden wir uns gegenseitig zerfleischen, anstatt den inneren Frieden zu finden, nach dem ich mich sehne.

»Ich bin heute nicht hierher gekommen, um mit Ihnen

über das Gutachten zu streiten, ich bin hier, um sie als Mensch kennen zu lernen.«

Fortan tue ich so, als habe auch sie das Gutachten angenommen und akzeptiert. Es ist wie ein inneres Abkommen. Wir sprechen »davon«, ohne das Wort auszusprechen.

Die junge Frau lässt das Blatt sinken. Sie beugt sich vor, stützt die Ellenbogen auf den Schreibtisch und das Kinn auf ihre Fäuste. Auf ihren Wangen haben sich unregelmäßige rote Flecken gebildet, aber ihr Blick hinter den Brillengläsern ist weich.

Ich atme durch und lächele sie für einen kurzen Moment an. Es herrscht keine feindselige Stimmung zwischen uns. Mir liegt viel daran, guten Kontakt zu ihr herzustellen. »Bitte, erzählen Sie mir etwas über sich: Haben Sie Freundinnen?«

Sie wirkt irritiert. Habe ich sie aus dem Konzept gebracht?

Sie setzt die Brille ab, klappt sie zusammen und legt sie ordentlich in ein Etui, bevor sie antwortet. »In der Schulzeit hatte ich viele Freundinnen«, sagt sie dann, »und auch während des Studiums gehörte ich immer zu einer Clique. Aber heute?« Michaela Fiedler hebt die Schultern. »Ich habe genug damit zu tun, meine Familie und meinen Beruf unter einen Hut zu bringen, da bleibt nicht viel Zeit, Freundschaften zu pflegen.«

»Sie sind verheiratet?«

Sie nickt. »Wir haben zwei kleine Jungen und wohnen hier in der Stadt. Mein Mann arbeitet halbtags.«

»Ist Ihr Mann auch Arzt?«

»Nein, er hat damals sein Medizinstudium nach vier Semestern abgebrochen und ist ins Kunstfach gewechselt. Er träumt davon, eine Galerie zu eröffnen ... Aber zur Zeit hat er einen Job als Museumsführer ... Wir haben ein Aupair-Mädchen, das in der Zeit die Kinder beaufsichtigt und ein wenig im Haushalt hilft.«

»Und Sie? Wie kam es, dass Sie Medizin studierten?«

»Ich wollte schon immer Ärztin werden, solange ich denken kann.« Und leise fügt sie hinzu: »Das war mein Traumberuf. Und dadurch ist jetzt so viel Elend entstanden.«

Wir schweigen beide.

Leise fährt sie dann fort: »Wissen Sie, ich bin schon zweimal durch Ihre Straße gefahren und habe mich nicht getraut, an Ihrer Tür zu klingeln. Ich habe mich zu sehr geschämt.«

Wir sprechen beide nicht, bis ich frage: »Und wie kommt Ihr Mann damit zurecht?«

»Ziemlich schlecht. Ich kann zu Hause nichts erzählen.«

»Wie alt sind denn Ihre beiden Kinder?«

»Der Große ist fünf, der kommt nächstes Jahr in die Schule, der Kleine zwei.«

»Haben Sie denn jemanden, der Sie in Ihrer jetzigen Situation unterstützt?«

»Nicht wirklich ... Meine Kollegen sagen schon mal ›Kopf hoch‹ oder so etwas in der Art. Mein Chef Dr. Adams meint, ich solle ganz normal weiterarbeiten, auch als Notärztin. Urlaub habe ich keinen bekommen ...« Sie senkt den Kopf für ein paar Sekunden und schaut mir dann direkt in die Augen: »Es ist verrückt, aber manchmal habe ich, wenn ich an einer Kreuzung warten muss, eine wahnsinnige Angst, Sie könnten neben mir halten ... Ich bekomme dann Herzklopfen und Schweißausbrüche. Auch wenn ich durch die Willy-Brand-Straße fahren muss ...«

Ich bin zutiefst berührt. Zum Schluss frage ich: »Haben Sie ein Hobby oder etwas, das Ihnen Spaß macht?«?«

Sie überlegt lange. »Ja, ich spiele sehr gern Querflöte, aber das habe ich schon lange nicht mehr gemacht. Früher habe ich in einem kleinen Orchester mitgespielt.«

Durch das, was sie sagte und wie sie es tat, und durch das Bekenntnis »Ich habe mich zu sehr geschämt« spürte ich, wie nahe ihr das alles ging.

Diesen Ausdruck »geschämt« hatte ich seit meiner Kindheit nicht mehr gehört. In unserer heutigen Zeit scheint man nicht mehr über Schamgefühle zu sprechen. Es ist so ein altes Wort, doch ich finde es sehr treffend in dieser Situation.

Als ich mich von Michaela Fiedler verabschiedete, reichte ich ihr in einer sehr bewussten Geste die Hand und blickte ihr in die Augen mit dem Wissen, dass dies die Hand ist, die ...

Sie erwiderte den Blick und den Händedruck.

Dr. Fiedler war nicht die abgebrühte Medizinerin, die das alles nichts anging.

Im Rückblick weiß ich, dass sie genauso wenig wie wir ahnte, was auf sie zukommen würde und wie sie es verhindern konnte. Sie stand genauso unter Schock.

Als ich das Krankenhaus verließ, hatte ich seit langem wieder ein gutes Gefühl. Ich glaube, das Gespräch hat ihr und mir geholfen.

Aus allem, was ich vom Medizinbetrieb weiß, werden Ärztinnen und Ärzte, wenn es um die Aufarbeitung eines Behandlungsfehlers geht, meist sehr allein gelassen.

War ich diejenige, die am meisten Persönliches von Frau Dr. Fiedler erfuhr? Trotzdem gelang es mir nicht, weiterhin guten Kontakt zu ihr zu halten. Von meiner Seite aus wäre das möglich gewesen, aber sie signalisierte mir immer, wenn ich anrief, dass es für sie zu schwer sei.

Ich hatte mir auch mal überlegt, ihr einen Artikel aus einem Ärzteblatt zu schicken, der sich ganz speziell mit der Situation von Ärzten auseinandersetzt, die einen Behandlungsfehler zu verantworten haben, aber das ließ ich dann doch.

Einmal fragte ich sie ganz konkret: »Haben Sie für sich psychologische Hilfe in Anspruch genommen? Mir hat das sehr geholfen.«

Sie antwortete: »Nein, bis jetzt noch nicht. Aber vielleicht irgendwann einmal.«

Ich finde, Jule hat es nicht verdient, dass die Umstände ihres Todes verdrängt und verleugnet werden. Ich wünsche mir, dass wir alle mit der Wahrheit leben könnten – nicht nur wir als Familie, sondern auch die anderen Beteiligten. Mein Leitwort in dieser Zeit habe ich von Roman Herzog übernommen: »Die Wahrheit tut weh, aber sie hilft.«

Wenn *wir,* unsere Familie, in dieser existenziellen Krise halbwegs zurecht kommen, wenn ich nicht jahrelang in einer Psychiatrie wegen Depressionen behandelt werden muss oder mir das Leben nehme, dann könnte das für die Ärztin doch auch eine Hilfe sein.

Mein Anwalt hatte einmal in einem Brief an die Versicherung der Ärztin die Formulierung gebraucht: »Dr. Fiedler hat eine Familie zerstört.« Das ist mir zu hart ... Hoffentlich hat sie diesen Brief nie zu Gesicht bekommen!

Für mich ist es eher wie bei einem Mobile. Wenn ein

Teil abgeschnitten wird und dadurch alles durcheinander gerät, kann das gesamte Kunstwerk neu ausbalanciert werden. Wenn das nicht ginge, könnte ja im übertragenen Sinne keine Familie nach dem Tod eines Kindes weiterleben.

Unruhe

Ausbalancierte Harmonie in Bewegung
leicht
durcheinander zu bringen

ein Windstoß

Nicht wieder gutzumachen?

17

Während gegen Dr. Fiedler weiter ermittelt wurde wegen fahrlässiger Tötung, begann unser Anwalt von der Kanzlei »Berger, Röhm und Zehren« in Köln, sich mit Dr. Fiedlers Arzthaftpflichtversicherung, der »Expert AG«, auseinander zu setzen. Es ging um den Ausgleich des materiellen Schadens und, wie wir glaubten, um Schmerzensgeld.

Wir erhofften uns eine Einigung mit der Versicherung ohne eine Zivilklage.

Ein Zivilprozess sei entsetzlich langwierig und zermürbend, hatte uns Martin immer wieder gewarnt. Zunächst überließen wir diese Angelegenheit Anwalt Jochen Berger, zu dem wir vollstes Vertrauen hatten.

Eines Nachmittag hatte ich wieder einmal Besuch von Gerda. Auch dieses Mal wedelte sie wieder mit einem Zeitungsausschnitt. »Stefanie, es steht in letzter Zeit immer wieder etwas über Notärzte in der Zeitung. Hier, schau mal, die haben jetzt einen gemeinnützigen Verein gegründet. Ehrlich, ich verstehe das nicht. Was soll denn das? Ob das was mit Jules Tod zu tun hat?«

Ich nahm den Artikel unseres Lokalteils und las.

Im Dezember hatten die Notärzte in unserer Stadt eine Arbeitsgruppe zur Verbesserung der Versorgung von Notfallpatienten, die »AG Notfall« gegründet.

Karl Erwin Lange übernahm die Schirmherrschaft.

»Na, wunderbar!«, sagte ich zu Gerda. »Vielleicht hast du Recht.«

Eine Mitarbeiterin der Ärzteschaft wies es jedoch weit von sich, dass die Gründung dieses Vereins irgendetwas mit Jules Tod zu tun haben könnte. Als ich mich allerdings bei einem der Notärzte bedankte, dass dieser Verein gegründet worden war, weil meiner Ansicht nach dadurch aus dem Tod von Jule bereits etwas Gutes gewachsen ist, widersprach der Mann mir nicht.

Andererseits empfand ich im ersten Jahr nach Jules Tod die Gründung des Vereins und die Notfalltage, die im Herbst in der Fußgängerzone stattfinden, wie eine satirische Demonstration von Kompetenz und Stärke.

Erst nach drei Jahren besuchte ich zum ersten Mal diese Veranstaltung. Sie wird immer groß in der Lokalzeitung angekündigt, die ich inzwischen selbst abonniert habe.

Bei einer Aktion wurde simuliert, wie ein Kind einen Unfall erleidet, die Sanitäter treffen ein, das Unfallopfer wird in den Krankenwagen geschoben.

Ich sprach einen Sanitäter an. »Ich würde mich gerne mal vorne in den Rettungswagen setzen. Darf ich das?« Ich wollte mich in Marvin einfühlen. Wie ist das, wenn meine Schwester in den Wagen geschoben wird, und ich sitze vorne und beobachte alles?

Marvin war nichts verborgen geblieben, erkannte ich, es muss ganz schlimm für unseren Jungen gewesen sein.

Alle Mitarbeiter, Ärzte und Sanitäter trugen Namensschilder. Als ich bei einem Sanitäter den Namen Atler las, kam mir dieser sehr bekannt vor. Der Name stand im Gutachten. Herr Atler war einer der Sanitäter, die damals im Rettungswagen Dienst hatten.

Ich sprach ihn an und stellte mich als Mutter des Kindes vor, dass gestorben war. »Mich hat es gefreut, dass zwei Sanitäter an der Beerdigung unserer Tochter teilnahmen. Waren Sie einer davon?«

Er nickte.

»Bitte, geben Sie meinen Dank weiter – auch an Ihre Vorgesetzten. Für mich war diese menschliche Geste wichtig.«

Er versprach mir, es auszurichten.

Dann bat ich ihn und seinen Kollegen, mir den Krankenwagen zu erklären und wie das mit dem Ambubeutel und der künstlichen Beatmung funktioniert.

Es imponiert mir immer noch, dass die Männer nicht auf Distanz zu mir gingen.

Sie erklärten mir alles und erlaubten mir, mich auf die schmale Liege zu legen.

Auf so einer Pritsche, in so einem Rettungswagen war es also passiert ... Ich schloss die Augen ... Meine Gefühle fuhren Achterbahn, bis ich nicht mehr wusste, wo ich war ...

* * *

Im März entdeckte ich in der Samstagsbeilage unserer Lokalzeitung einen Bericht über die »Notgemeinschaft Medizingeschädigter e.V.«, den ich mit größtem Interesse las. Dort stand, dass in jedem Beruf Fehler gemacht werden, doch in keinem seien die Konsequenzen so weitreichend wie bei der Ärzteschaft.

Der eigentliche Skandal läge aber im späteren Umgang mit ärztlichen Behandlungsfehlern. Niemand würde nach den strukturellen Ursachen suchen.

Hatte Frau Dr. Fiedler womöglich vorher Nachtdienst gehabt und war völlig übermüdet gewesen? Ich hatte auch gelesen, dass manche Ärzte bis zu 32 Stunden Dienst machen müssen – besonders Assistenzärzte ...

Ich nahm Kontakt zu dieser Selbsthilfegruppe auf.

Im Antwortbrief stand: »Ihr Brief hat uns sehr erschüttert.« Im Folgenden wurde mir nicht viel Hoffnung gemacht, dass die Ärztin verurteilt werden würde – trotz des eindeutigen Gutachtens. Der NGM seien ausschließlich Fälle bekannt, bei denen die Ärzte niemals strafrechtlich zur Rechenschaft gezogen wurden. Was das für die Eltern oder andere Angehörige bedeute, könne man sich gar nicht vorstellen. Es sei pure seelische Grausamkeit.

Die persönlichen Worte trösteten mich sehr. Man fühlte mit mir und stellte den Arztfehler mit keinem Wort in Frage.

Ich besorgte mir mehr Informationen über diesen Verein und fand heraus:

Die Gruppe der Notgemeinschaften Medizingeschädigter sind Selbsthilfeorganisationen von Betroffenen, die versuchen, andere Geschädigte zu unterstützen. Sie bemühen sich im Interesse aller potenziellen Patienten, Reformen und Verbesserungen im Medizin-Rechts-System anzumahnen und durchzusetzen. Sie haben sich folgende Aufgaben gestellt: Beratung und Unterstützung von medizingeschädigten Patienten bei der Durchsetzung von Schmerzensgeld und Schadenersatzansprüchen; Information über mögliche Vorgehensweise im Schadensfall; Aufklärung der Öffentlichkeit über die Situation geschädigter Patienten; Durchsetzung eines modernen Patientenschutzgesetzes, entsprechend dem Stand der Medizin; Dokumentation von Schadensfällen; Förderung eines partnerschaftlichen Arzt-Patientenverhältnisses.

In der Broschüre des Vereins heißt es über ärztliche Behandlungsfehler: »Es wird geschätzt, dass 100.000 Fälle pro Jahr zu verzeichnen sind. Die tatsächlichen Zahlen dürften aber weit höher liegen. So gehören die realen Schadensdaten zu den am besten gehüteten Geheimnissen der Republik! Ärztliche Behandlungsfehler führen auch zu: verzögerter Heilung, lebenslangem Schaden, Exitus.

Ferner zu: Demütigungen und Diskriminierung, wenn Mediziner sich gegenseitig decken; Gefühlen von Hilflosigkeit und Ausgeliefertsein an übermächtige Gegner; jahrelangen menschenverachtenden Auseinandersetzungen mit der Haftpflichtversicherung des Verursachers. Medizingeschädigte, ihre Angehörige oder Hinterbliebene zwingt man durch die Mühlen der Gerichtsinstanzen, um ihren Rechtsanspruch auf Entschädigung zu verwirklichen. Kosten von Behandlungsschäden und Folgekosten gehen zu Lasten der gesetzlichen Krankenkassen, Rentenkassen usw., zum Vorteil der Versicherungswirtschaft.«

18

Das erste Weihnachtsfest ohne Jule lag gerade erst wenige Monate hinter uns. Ein trauriges Fest. Jetzt stand uns mein Geburtstag und Jules erster Todestag im April 1998 bevor. Ich hatte solche Angst vor diesem schrecklichen Tag.

Vor einem Jahr hatte sie auf der Flöte gespielt, wir hatten zu fünft am Tisch gesessen und Nusskuchen gegessen. Jule versprach mir ihr selbstgebasteltes Geschenk, das sie nicht mehr vollenden konnte ...

Bastian fragte: »Mama, was feiern wir eigentlich? Jules Todestag oder deinen Geburtstag?«

Immer wieder musste ich in dieser Zeit an Dr. Fiedler denken. Auch für sie jährte sich dieser tragische Tag.

Seit unserem Gespräch im Herbst, nachdem das Gutachten bei uns eingetroffen war, hatte ich nichts mehr von ihr gehört. Es wäre für mich wichtig gewesen, von ihr Anteilnahme an unserer Familie zu erfahren – vielleicht zu Weihnachten oder zum neuen Jahr ...

Doch sie stellte niemals Fragen nach unserem Ergehen oder nach Marvin, der ja im Rettungswagen gesessen und alles miterlebt hatte. Sie wusste, dass ich ihr nichts nachtrug. Das hatte ich ihr deutlich vermittelt.

Aber von ihrer Seite kam nichts.

Ich wurde oft gefragt: »Welche Ärztin ist das?« »Arbeitet die noch?« Ich habe immer nur geantwortet, dass sie in einem Krankenhaus beschäftigt ist, dass ich aber ihren Namen nicht nenne. Das konnten viele nicht verstehen. Auch manche Mediziner waren der Meinung, dass ein Arzt, dem so etwas passiert war, nicht mehr praktizieren könne.

Von Bekannten, die meinten zu wissen, um welche Ärztin es sich handelt, hörte ich, dass es ihr sehr schlecht ginge. Wegen einer Hauterkrankung sei sie arbeitsunfähig.

Das bewegte mich, und so beschloss ich, nochmals die Initiative zu einem Gespräch zu ergreifen.

Einen Tag vor Jules Todestag, am 6. April, rief ich sie an.

»Ich habe gehört, Ihnen geht es nicht so gut. Morgen ist der erste Todestag von Jule ... Bestimmt haben Sie auch schon daran gedacht ... Deswegen wollte ich Sie einfach einmal anrufen«

Michaela Fiedler klang ganz munter. »Danke, mir geht es wieder gut. Letzte Woche habe ich einem Kind das Leben gerettet«, sagte sie fast euphorisch. »Ich habe diese Sache jetzt überwunden, und im Übrigen finde ich den Punkt nicht mehr, wo ich bei Ihrer Tochter etwas falsch gemacht haben könnte.«

Ich hielt die Luft an, bevor ich antwortete: »Dann sage ich Ihnen, was Sie falsch gemacht haben. Sie haben den Beatmungsschlauch in den Magen gesteckt, statt in die Lunge, und das haben Sie nicht gemerkt.« Damit legte ich den Hörer auf.

Ich war total aufgewühlt. Natürlich freute es mich, dass sie das Leben eines anderen Kindes gerettet hatte. Aber darum ging es nicht. Ich fand es äußerst unsensibel mir gegenüber, die ihre Tochter durch ihre Hand verloren hatte, dieses überhaupt zu erwähnen.

Und wieso behauptete sie, nicht zu wissen, was sie bei meiner Tochter falsch gemacht habe?

Nach diesem Gespräch ging es mir sehr schlecht, wochenlang. Ich war fassungslos, konnte ihr Verhalten nicht begreifen, lag nächtelang wach und grübelte.

Weshalb leugnete sie so offensichtlich? Hatte jemand sie dahingehend präpariert? Ihre Arzthaftpflichtversicherung etwa? Oder funktionierte die Verdrängung so gründlich, dass sie sich wirklich nicht mehr erinnerte?

Nimmt das denn gar kein Ende?

In der psychologischen Beratungsstunde nahm ich das Bild vom Boot wieder auf: »Die Ärztin sitzt nun bildlich gesprochen nicht mehr in meinem Boot. Sie hat es verlassen, und ob sie nun im Meer untergeht oder nicht, darauf habe ich keinen Einfluss mehr.«

Ich verspürte einen unbändigen Hass auf Michaela Fiedler nach diesem Gespräch. Ich verstand es einfach nicht ... Wie konnte sie nur so etwas sagen?

Erst bringt sie mein Kind um, und dann besitzt sie die Frechheit zu behaupten, dass sie nicht weiß, was sie falsch gemacht hat!

Das Telefonat konnte ich so nicht stehen lassen. Ich wollte nicht in meinen Ohnmachtsgefühlen ertrinken!

Es dauerte Wochen und bedurfte weiterer psychologischer Gespräche, bis ich in der Lage war, meine Wut dahin zu bringen, wohin sie gehörte: Zu Michaela Fiedler wegen des Telefonats vor Jules Todestag.

Ich entschloss mich, Klartext mit ihr zu reden.

Bei einem Arzt erkundigte ich mich, was seiner Meinung nach das Schlimmste für einen Mediziner sei. »Wenn ihm die Approbation entzogen wird«, erklärte er, ohne mit der Wimper zu zucken.

In mir war der Gedanke gereift, der Ärztin einen bitterbösen Brief zu schreiben.

In dieses Gefühlschaos hinein erhielten wir Mitte Juni einen Brief unseres Anwalts, in dem er uns mitteilte, dass Dr. Fiedler wegen fahrlässiger Tötung bereits vor zwei Monaten zu einer Geldstrafe von insgesamt 8000 DM verurteilt worden war. Er fügte erklärend hinzu, dass das Gericht damit das sonst übliche Strafmaß für Ersttäter von 20 Tagessätzen mehr als verdoppelt habe. Entscheidend sei, dass Frau Dr. Fiedler strafrechtlich belangt worden sei und der Staat damit zu erkennen gegeben habe, dass er diesen Vorfall als strafrechtlich relevant ansehe.

Unglaublich! Sie war also wirklich wegen fahrlässiger Tötung verurteilt worden. Einen Tag nach dem schrecklichen Telefonat mit mir. Ausgerechnet an Jules Todestag und meinem Geburtstag ...

An diesem Wochenende glaubte ich, verrückt zu werden. 8000 DM! Welch ein Hohn! Hatte sich die ganze Welt gegen uns verschworen? Obwohl wir fachlich und sachlich von unserem Anwalt bereits im Vorfeld aufgeklärt worden waren, bekam ich diesen juristischen Vorgang gefühlsmäßig nicht auf die Reihe.

Es hatte keine Verhandlung gegeben, wo sich die Notärztin vor einem Richter verantworten musste. Wir als Nebenkläger bekamen keine Gelegenheit, stellvertretend für unser geliebtes Kind einzutreten. Keine Öffentlichkeit – nichts! Wir fühlten uns hintergangen. Am 7. April 1998 war sie verurteilt worden, und wir erhielten davon erst zwei Monate später Kenntnis!

Unangemeldet fuhren wir an diesem Wochenende zu Maria und Martin. Ich brauchte ihre Freundschaft und ihr Verständnis so dringend wie schon lange nicht mehr.

Maria, Martin und deren Freunde beruhigten uns, so gut sie es vermochten. Sie brachten uns von dem Gedanken ab, dass es ein Komplott gegeben hätte. Auf diesen Verdacht waren wir gekommen, weil Dr. Fiedler ohne Gerichtsverhandlung verurteilt worden war.

Martin empfahl mir, meine Gefühle aufzuschreiben. In großer Schrift schmierte ich auf einen Zettel: »Ich habe eine unbändige Wut! Ich will die Ärztin schädigen! Ich werde nicht länger verschweigen, wer mein Kind umgebracht hat! Ich werde es herausschreien in alle Welt!« Rachegefühle in ungeahnter Stärke erfüllten mich.

Weil unsere Freunde sahen, wie verzweifelt wir waren, luden sie uns kurzerhand in ein schönes Hotel mit Sauna und gutem Essen ein. Die neue Umgebung, die Liebe und Fürsorge unserer Freunde brachte wieder etwas Ruhe in unsere aufgescheuchten Seelen.

Nach diesem Wochenende setzte ich mich zu Hause an den Computer und begann ganz bewusst den bösesten Brief, den ich je schrieb. Ich wollte die Ärztin zur Besinnung bringen. Für mich war es wie ein Ventil ...

Sehr geehrte Frau Dr. Fiedler,

obwohl Sie wegen fahrlässiger Tötung verurteilt wurden, behaupteten Sie mir gegenüber in unserem Telefongespräch vom 6.4.98, dass Sie nicht wüssten, was Sie bei Jule falsch gemacht haben. Über diese Äußerung empfinde ich große Wut.

Sie haben meine Tochter fahrlässig getötet und weigern sich, zu Ihrem folgenschweren Fehler zu stehen. Warum haben Sie dann den Strafbefehl akzeptiert?

Mir war es von Anfang an wichtig, dass wir beide menschlich aufeinander zugehen. Den ersten Schritt dazu habe ich getan; aber Ihr Leugnen und Ihre Unfähigkeit, Mitgefühl auszudrücken und vielleicht sogar zu empfinden, halte ich für unvereinbar mit meinem Bedürfnis, eine akzeptable humane Lösung im Umgang miteinander zu finden.

Ich werde nun keine Rücksicht mehr auf Sie nehmen, auch was das Verschweigen Ihres Namens betrifft. Außerdem glaube ich, dass Sie durch Ihre Art, mit dem Geschehenen umzugehen, beweisen, dass Sie ein Sicherheitsrisiko für andere Patienten sind, und fordere Sie deshalb auf, Ihren Beruf aufzugeben.

Stefanie Bachstein

19

Während ich auf eine Reaktion von Frau Dr. Fiedler wartete, erschien in unserer Lokalzeitung die Verkehrsunfallstatistik von 1997. Wieder wurde ausdrücklich erwähnt, dass es im April letzten Jahres einen tödlichen Verkehrsunfall eines Mädchens auf dem Schulweg in unserem Viertel gegeben hatte. Das Kind habe so schwere Verletzungen erlitten, dass es kurz darauf gestorben sei.

Immer, wenn ich solche faktisch falschen Informationen las, ging es mir sehr schlecht.

Mich regte auf, dass ein tödlicher Verkehrsunfall etwas »ganz Normales« zu sein scheint. Das darf ganz groß in der Zeitung geschrieben werden. Darüber gibt es jedes Jahr eine öffentliche Statistik. Keiner denkt an den Autofahrer, Herrn Görgens, der das auch lesen muss. Er ist gefahren, also ist er schuld ... und keiner dementiert das öffentlich. Für die Zeitungsleser ist es ein tödlicher Verkehrsunfall, und Herr Görgens hat meine Tochter auf seinem Gewissen.

Ich rief den Vorsitzenden der Verkehrswacht in unserer Stadt an, um ihn über den tatsächlichen Sachverhalt in Kenntnis zu setzen. Er fand die Information sehr wichtig, dass es sich nicht um einen tödlichen Verkehrsunfall handelte, und wollte sich dafür einsetzen, dass Jules Tod aus der Statistik für Verkehrsopfer herausgenommen wurde.

Wenn schon, dachte ich, dann gehört Jules Tod in eine Statistik für tödliche Arztfehler, aber die gibt es offenbar nicht. Jedenfalls habe ich darüber noch nie etwas in einer Zeitung gelesen.

Ein paar Wochen später rief mich der Herr von der Verkehrswacht zurück und teilte mir mit, dass unser Fall aus allen Statistiken, die tödliche Verkehrsunfälle erfassen, gestrichen worden war.

Um nicht noch einmal eine solche falsche Meldung in der Zeitung lesen zu müssen, informierte ich den Chefredakteur: »Ich musste Ihrer Zeitung bereits mehrmals entnehmen, dass es sich bei dem Tod meiner Tochter um einen tödlichen Verkehrsunfall gehandelt hat. Es ist damals ein ärztlicher Behandlungsfehler passiert, und ich möchte Sie bitten, in Ihrer Berichterstattung sensibel damit umzugehen.«

Das taten sie tatsächlich. Unter der Überschrift »Behandlung war tödlich – nicht Unfallfolgen, sondern Fehler führte zum Tod des Kindes« erschien 15 Monate nach Jules Tod mit veränderten Namen ein zweispaltiger Artikel, in dem wahrheitsgemäß berichtet wurde.

Insgeheim rechnete ich damit, dass sich nun Karl Erwin Lange bei uns melden würde. Jetzt, da es öffentlich war, würde er sich vielleicht bei uns für seinen Brief entschuldigen und seine Erschütterung über den Fehler der Notärztin zum Ausdruck bringen.

Aber es meldete sich niemand.

20

Eine Woche später traf bei mir ein Schreiben von Dr. Adams, einem der Chefärzte der Waldklinik, ein. Frau Dr. Fiedler war mit meinem Brief Rat suchend zu ihm gegangen.

Wegen seiner »unmenschlichen Härte« und seiner »Destruktivität« habe ihn mein Brief sehr betroffen gemacht, schrieb Dr. Adams als Vorgesetzter von Dr. Fiedler. Er habe eigene Nachforschungen angestellt und sei dabei zu dem Ergebnis gekommen, dass seine Assistenzärztin sich korrekt verhalten habe. Es handele sich vielmehr um einen schicksalhaften Unfallverlauf. Abschließend bot er mir ein persönliches Gespräch an.

Was sollte das?

Dr. Fiedler war wegen fahrlässiger Tötung verurteilt worden, das Urteil war rechtskräftig, und der Chefarzt behauptete, genau wie sie selbst am Telefon, er könne nicht erkennen, wo der Fehler der Ärztin liege?

Ich erkundigte mich bei unserem Anwalt Jochen Berger, der mir bestätigte, dass Dr. Adams nicht behaupten dürfe, es läge kein Fehler vor, weil das Urteil gegen Michaela Fiedler rechtskräftig war. Dagegen könnte ich juristisch vorgehen. Dabei ging es mir nicht um eine etwaige »Schuld« der Ärztin – aber ihr ist dieser Fehler unterlaufen, durch den mein Kind gestorben ist, und das muss man aussprechen können.

Ich wollte diesen Brief des Chefarztes so nicht akzeptieren und wandte mich zunächst an die Chefin der Waldklinik, Frau Langenberg. Von dem juristischen Weg nahm ich erst einmal Abstand.

Ich teilte ihr mit, wie tief verletzt ich durch das Schreiben von Dr. Adams war, und informierte sie über das tatsächliche Geschehen.

Daraufhin schrieb mir einige Tage später Dr. Adams, dass er mir in mancher Hinsicht unrecht getan habe, wie er nach nochmaligem Durchlesen seines Briefes festgestellt habe.

Zuerst freute ich mich über seine Einsicht, doch dann antwortete ich:

> Sehr geehrter Herr Dr. Adams,
>
> ein Gespräch, wie Sie es mir in Ihrem zweiten Brief vorschlagen, finde ich genau so sinnvoll und wichtig wie Sie. Allerdings wüsste ich vorab gerne, in welchen Punkten Sie der Meinung sind, mir unrecht getan zu haben, damit wir nicht Gefahr laufen, aneinander vorbei zu reden.
>
> Hochachtungsvoll
> Stefanie Bachstein

Auf mein Schreiben glaubte Dr. Dieter Adams, gar nicht mehr reagieren zu müssen, und als ich ihn spontan eines Tages privat anrief und ein persönliches Gespräch vorschlug, weil ich kurz davor stand, die Angelegenheit auf juristischem Weg zu klären, machte er mir unmissverständlich deutlich, dass ich für ihn lästig war.

Verstand er wirklich nicht?

Es blieb mir anscheinend nichts anderes übrig. Ich wandte mich an meinen Anwalt mit der Bitte, eine sogenannte Unterlassungsverpflichtungserklärung von Dr. Adams unterzeichnen zu lassen.

Einerseits verletzte mich die Formulierung »unmenschliche Härte«, die mir bezüglich Michaela Fiedler völlig fern lag. Ich war schließlich diejenige gewesen, die auf sie zugegangen war und ihr die Hand gereicht hatte. Wie konnte da ihr Chef, der von diesem hilfreichen Gespräch wusste, von »unmenschlicher Härte« und »Destruktivität« sprechen. Außerdem hatte ich niemandem Dr. Fiedlers Namen genannt und war nicht an die Öffentlichkeit gegangen.

Andererseits wollte ich nicht hinnehmen, dass dieser Chefarzt leugnete, dass einem seiner Kollegen ein tödlicher Fehler unterlaufen war. Das verstieß für mich gegen jede Moral und gegen geltendes Recht.

Mein Anwalt verfasste ein dreiseitiges Schreiben, in dem er Frau Dr. Fiedlers Vorgesetzten dazu aufforderte, diese offiziell so genannte »Unterlassungsverpflichtungserklärung« zu unterschreiben. Bei Zuwiderhandlung drohten dem Chefarzt nach dieser Erklärung eine Geldstrafe von jeweils 5000 DM für die beiden Falschbehauptungen.

Nach einigem Hin und Her einigten sich mein Anwalt und Dr. Adams auf eine weniger formelle Erklärung ohne angedrohte Geldstrafe. Darin drückte der Chefarzt sein Bedauern aus und erklärte, künftig nie mehr zu behaupten, dass ich mit »unmenschlicher Härte« gegenüber der Ärztin vorgehe, und zukünftig nicht mehr zu leugnen, dass ein Fehlverhalten der Notärztin vorliege.

Wir hätten sogar eine Unterlassungsklage einreichen können: Dr. Dieter Adams müsste in einem solchen Prozess beweisen, dass Dr. Fiedler kein Fehler unterlaufen war, was nach dem Gutachten des rechtsmedizinischen Instituts ziemlich aussichtslos gewesen wäre.

Unser Anwalt riet uns davon ab, einen »Nebenkriegsschauplatz« zu eröffnen, und ich empfand das Ganze inzwischen wie eine schlecht inszenierte Tragik-Komödie.

Wie eine Ertrinkende

Ich komme mir vor wie eine Ertrinkende
doch niemand hört meine lautlosen Schreie.
Ich schlage wild um mich
und sie sagen: »Die schwimmt doch noch!«
Wie soll ich schreien, dass ich gehört werde?
Lauthals – oder lautlos?

Niemand hilft!

Es gibt zu viele:
Weghörer
Falschhörer
Augenschließer
Stumme

Die Schlimmsten sind die,
die nicht sehen
und nicht hören wollen.
Ihnen möchte ich
die Augenklappe von den Augen
die Kopfhörer von den Ohren
den Mundschutz von den Lippen
reißen.

21

Ich begann zu schreiben: Briefe, die ich nicht abschickte, Briefe, die ihren Adressaten erreichten und auf Zettel hingeschmierte Gedichte. Es entstanden Wut-Zettel, auf denen ich meine Gefühle und Gedanken in Worte fasste.

»Meine ohnmächtige Wut entsteht genau an der Stelle, wo niemand, wirklich niemand, zu dieser Tragik stehen kann. Sie wird genährt durch das Nichteingestehen jeglicher Schuld von Seiten der Verursacherin und ihrer ›Berater‹.«

»Was wir zusätzlich zu unserer Trauer durch das für mich nicht zu verstehende Verhalten der Beteiligten erleiden, geht über meine Kräfte. Ich fühle mich hintergangen, nicht ernst genommen, für dumm verkauft ...«

Solche und ähnliche Sätze halfen mir, meine Ohnmachtsgefühle zu formulieren und sie nicht mehr mit mir herumzuschleppen. Manchmal entstanden seitenlange Abhandlungen. Ich schrie(b) mir alles von der Seele.

An einem dunklen Winterabend setzte ich mich an meinen Schreibtisch unter dem Dach und formulierte wieder einen Brief an Dr. Fiedler, den ich nie abschickte.

Sehr geehrte Frau Dr. Fiedler,

irgendetwas passt mit unserer Kommunikation nicht.

Ich habe Ihnen einen »vernichtenden« Brief geschrieben, um meine Wut darüber zum Ausdruck zu bringen, dass Sie nicht zu Ihrem Fehler stehen.

Dabei habe ich von Anfang an ein starkes Mitgefühl mit Ihnen gehabt.

Ich habe mich mit Ihnen »in einem Boot« gefühlt.

Über Sie und uns ist am 7.4.1997 etwas Entsetzliches hereingebrochen.

Sie haben damals im Herbst 97 bei unserem ersten Gespräch zu mir gesagt, dass Sie schon zweimal durch unsere Straße gefahren sind und sich nicht getraut haben, bei uns zu klingeln. Sie hätten sich zu sehr geschämt. Mich hat das damals berührt, und ich habe Ihnen deswegen beim Abschied die Hand gereicht – was für mich sehr viel bedeutet hat ...

Ich habe Ihre Scham als Eingeständnis Ihres persönlichen Versagens angesehen. Uns beiden hat dieses Gespräch damals geholfen. Enttäuscht bin ich, dass, obwohl ich den ersten Schritt auf Sie zugetan habe, Sie sich niemals erkundigt haben, wie es uns geht.

Nach uns – den Eltern und Brüdern – empfinde ich Sie als Nächste, die mitbetroffen ist.

Nachdem Sie mir sagten, dass Sie den »Punkt« nicht finden, an dem Sie bei meiner Tochter etwas falsch gemacht haben, war ich am Boden zerstört.

Sie wussten natürlich, was geschehen ist. Der Kollege im Hubschrauber hat es ja laut heraus geschrien!

Der Obduktionsbericht mit dem Gutachten hat es bestätigt.

Warum konnten Sie nicht dazu stehen?

Wurden Sie zum Schweigen angehalten?

Ich kann und will dieses Nichteingestehen eines Fehlverhaltens nicht akzeptieren. Denn meine Tochter ist dadurch gestorben.

Ich wünsche Ihnen, dass Sie Ihren Traumberuf behalten, dass es Ihren Kindern gut geht, dass Ihre Familie stabil bleibt.

Ich will, dass aus Jules Tod Gutes erwächst – aber ich merke, dass meine Grenze an dem Punkt erreicht ist, wo niemand dazu steht.

Ich habe nicht nur den Tod meines kleinen Mädchens zu verkraften – das allein hätte schon gereicht; ich habe Obduktionsberichte, Gutachten und Strafbefehle zu lesen und mich mit Lügen zu befassen, die mich immer wieder aus der Bahn werfen ...

Stefanie Bachstein

Drei Monate vor Jules zweitem Todestag lag eines Tages ein Kuvert mit einer mir unbekannten Handschrift in unserem Briefkasten. Ein Brief von Michaela Fiedler. Zu lange hatten wir auf diesen Brief warten müssen. Er kam viel zu spät.

Marvin meinte: »Das macht die doch nur, damit wir nicht klagen!«, und dieses Gefühl war bei uns allen da. Wir standen zu diesem Zeitpunkt kurz davor, einen Zivilprozess zu beginnen, da sich Dr. Fiedlers Arzthaftpflichtversicherung nach wie vor mit allen Mitteln gegen unsere Ansprüche wehrte. Die Klageschrift war bereits verfasst.

Mir gelang es als Einziger in unserer Familie, trotz des unguten Beigeschmacks der Ärztin zu glauben, was sie uns schrieb.

Sie hatte den Brief in Handschrift verfasst und drückte für mich nachvollziehbar unser, aber auch ihr Leid aus. Jules Tod habe sie sehr unglücklich gemacht. Seit diesem schrecklichen Vorfall sei sie von Selbstzweifeln geplagt und leide bisweilen unter Depressionen. Oft fehle ihr die Kraft, nach außen hin die starke Frau zu spielen, wo sie doch so tiefen Schmerz über ihr eigenes Versagen und unser dadurch verursachtes Leid empfinde. Sie bat uns, ihr zu glauben, dass ihr falsches Verhalten bei unserem letzten Telefonat weder heute noch damals Ausdruck ihrer tatsächlichen inneren Verfassung war.

Am Ende bat sie uns noch, das Verhalten ihrer Versicherung nicht mit ihren Absichten gleichzusetzen, da sie darauf wirklich keinen Einfluss habe.

Ich habe auf diesen Brief nie geantwortet und weiß selber nicht genau warum. Ich spürte aber aus jeder Zeile, wie tief hier ein Mensch in seinem Selbstbild erschüttert war. Sie bezeichnete sich selbst als den Menschen, den ich als betroffene Mutter nur »verabscheuen« könne. Was überhaupt nicht dem entsprach, was ich für sie empfand.

Hass- und Wutgefühle hatte ich, als sie bei unserem Telefonat ihren Fehler leugnete. Aber sonst?

Ich kämpfte doch auch für sie.

22

Weil ich inzwischen jeden Morgen unsere Tageszeitung ausführlich las, entdeckte ich einmal einen Leserbrief, in dem ein ehemaliger Patient die Waldklinik lobte und sich bei allen Mitarbeitern herzlichst bedankte.

Das fiel in die Zeit der Auseinandersetzung mit Dr. Adams, der trotz mehrmaliger Bitten meinerseits zu keinem persönlichen Gespräch mit mir bereit gewesen war.

In meiner inneren Not griff ich zu einer List und schrieb einen Leserbrief voller Doppeldeutigkeiten und Tricks. Es ging mir wesentlich besser als die Monate zuvor. Bei aller Wahrheitsliebe machte ich mich mit Feuereifer daran und genoss es diebisch, diesen Brief zu verfassen. Mit mir nicht, meine Herren!, war mein Grundgedanke. Ihr seid an die Falsche geraten!

Wobei sich bei mir gleich ein »halbschlechtes« Gewissen meldete, dass ich auf dem besten Weg sei, mich in die Gruppe der Lügner und Leugner einzureihen.

Darauf versuchte ich immer zu achten: dass ich vor mir selbst bestehen konnte, dass ich das, was ich unternahm, mit meiner Moral und meiner Person vereinbaren konnte. Hin und wieder stellte ich erstaunt fest, dass ich, wenn ich wollte, auch richtig fies und gemein werden konnte. Diesen Brief zu schreiben – das hat mich belebt und Kräfte in mir freigesetzt. Ich hatte Eulenspiegelgefühle und spürte ein schelmisches Vergnügen dabei. Ich schrieb ja nur Gutes!

In meinem Leserbrief an die Lokalredaktion, der auch mit meinem Namen unterzeichnet war, schloss ich mich der positiven Meinung des ehemaligen Patienten rundheraus an und bescheinigte den Verantwortlichen der Waldklinik Einfühlungsvermögen in der Auseinandersetzung mit Kunstfehlern. Ich bedankte mich für die vertrauensvollen und konstruktiven Gespräche, in denen ein schwerer Behandlungsfehler zugegeben worden sei, und für das von allen Beteiligten zum Ausdruck gebrachte Mitgefühl. Ich beendete den Brief, indem ich meiner Freude darüber Ausdruck verlieh, dass Dr. Adams der AG Notfall eine großzügige Spende zukommen lassen wolle.

Ich gebe zu, das war dreist, denn fast kein Wort dieses Briefes stimmte.

Als ich einige Tage später eine gute Bekannte in der Stadt traf, sprach sie mich auf den Leserbrief an. Obwohl sie von meinen Bemühungen um ein persönliches Gespräch mit den Beteiligten wusste, hatte selbst sie nicht die Unwahrheit in meinem Leserbrief bemerkt. Sie beglückwünschte mich, weil ich es offenbar doch geschafft hatte, ein Versöhnungsgespräch mit dem Chefarzt zu führen.

Ich schüttelte nur den Kopf und grinste sie an.

Sie verstand sofort und lachte lauthals. »Genial, einfach genial, Stefanie!«

Eine Dame aus der Kirchengemeinde meinte: »Wie schön, dass alle Verantwortlichen so menschlich mit Ihnen umgingen ...« Sonst erhielt ich keine Reaktionen.

Aber ich weiß, dass der Brief von den richtigen Leuten gelesen wurde.

Einige Zeit später rief ich ein Mitglied der AG Notfall an. »Ich hab mal eine Frage: Hat Dr. Adams eigentlich schon die Spende überwiesen? Davon stand doch etwas in diesem Leserbrief in der Zeitung.«

»Oh, Entschuldigung, aber dazu darf ich keine Auskunft geben. Ich stehe unter Schweigepflicht.«

»Wahrscheinlich hat er das nicht gemacht«, meinte ich verschmitzt. »Was seid ihr doch für Leute! Wenn das schon in der Zeitung steht, warum bedankt sich dann keiner von euch bei Dr. Adams oder gibt ihm zu verstehen, dass leider noch kein Geld auf dem Konto eingegangen ist? Ihr hättet euch doch dumm stellen können ...« Ich verwickelte ihn in ein längeres Gespräch über Taktik und Strategie, und am Ende fragte er irritiert: »Soll ich denn den Doktor nun fragen, ob er noch was spendet?«

Mein Humor hat mir selber oft am meisten geholfen!

Allerdings hätte es mich ehrlich gefreut, wenn der Chefarzt die AG Notfall mit einer Spende unterstützt hätte.

* * *

Wie es so schön in der Juristensprache heißt, hatte ich in der Angelegenheit mit Dr. Adams keine »Genugtuung« erfahren. Die Unterschrift unter das Stück Papier brachte für mich langfristig keine echte Lösung. Nach wie vor wollte ich ein Gespräch unter vier Augen mit dem Chefarzt. Auch da ging es mir darum, nachzuvollziehen, wie ein intelligenter Mensch dazu kommt, einen solchen Brief zu verfassen. Wollte er wirklich nur Dr. Fiedler schützen?

Außerdem sehnte ich mich danach, einen Schlussstrich für mich zu ziehen, und wenn es nicht mit einer witzigen Aktion wie der mit dem Leserbrief gelang, dann würde ich mir eben Unterstützung bei anderen Leuten holen.

Im Juli verfasste ich aus diesem Grund einen dreiseitigen Brief, den ich an K.E. Lange in seiner Funktion als Verwaltungsrat in der Geschäftsführung, Dr. Adams und an die Klinikchefin Langenberg schickte. Er betraf meinen Wunsch nach einem Versöhnungsgespräch mit Dr. Adams.

Für mich sei eine »billige« Lösung nach dem Motto »Schwamm drüber« nicht möglich, weil es um mein Weiterleben mit dem tragischen Tod von Jule gehe.

Dr. Adams hatte mir als Chefarzt auf dem offiziellen Briefpapier der Klinik geschrieben, nicht etwa als Privatperson. Die Verantwortlichen wüssten sicher, was das bedeute. Ich erklärte, dass es für mich durch die Unterlassungserklärung nicht zu einer wirklichen Aufarbeitung gekommen sei. Deshalb bedurfte es eines Gespräches mit Dr. Adams unter vier Augen.

Ich betonte, dass ich gerne Frieden mit ihm schließen wolle und dass der Tod meiner Tochter ganz und gar sinnlos wäre, wenn wir alle nicht daraus lernten.

Erst aufgrund dieses Briefes schlug Klinikchefin Langenberg ein Vermittlungsgespräch vor.

Ich nahm das Angebot sofort an.

Ein unabhängiger Vermittler würde Gespräche zwischen mir und Dr. Adams leiten und versuchen, eine für beide Parteien akzeptable Lösung zu finden. Auf neutralem Boden sollten zuerst Einzelgespräche mit jedem geführt werden und später zwei gemeinsame Abschlussgespräche mit Dr. Adams und mir stattfinden.

Bei dem ersten Einzelgespräch mit Dr. Valentin in seiner Privatpraxis sprudelte es nur so aus mir heraus. Ich schüttete ihm mein Herz aus, und er befand, dass ein Termin nicht ausreiche. Er verstand sofort, worum es insgesamt ging, und erkannte die Tragweite des Geschehenen für mich.

Trotzdem schonte er mich nicht und konfrontierte mich mit Sätzen wie: »Frau Bachstein, Sie sind eine unter vielen, Sie müssen schon verstehen, dass Ärzte sich nicht in solch einem Ausmaß, wie Sie es wünschen, um Patienten kümmern können. Da würde ja der gesamte Klinikbetrieb zusammenbrechen.«

Ich stand kurz davor, in Tränen auszubrechen.

»Aber es ist doch mein Kind, das durch einen Arztfehler gestorben ist, da habe ich doch wohl das Recht ...«

Das zweite Gespräch eine Woche später begann Dr. Valentin mit den Worten: »Ich habe Ihnen beim letzen Mal ziemlich zugesetzt, das weiß ich. Wie haben Sie das verkraftet?«

»Ich fand das unmöglich«, erwiderte ich wahrheitsgemäß und merkte dann, dass so eine Provokation bei einem solchen Vermittlungsgespräch dazugehört.

Außerdem kam mir der Gedanke, dass er Dr. Adams genauso hart konfrontieren würde wie mich. Etwa so: Haben Sie schon einmal darüber nachgedacht, wie es für eine Mutter ist, deren Kind durch einen Behandlungsfehler stirbt und die sich dann auch noch mit dem Leugnen dieses tragischen Geschehens auseinander zu setzen hat?

Ich erlebte Dr. Valentin als kompetenten Psychologen und begann, mich auf das Ganze einzulassen und ihm zu vertrauen.

Nach drei Einzelgesprächen mit mir und zwei Gesprächen unter vier Augen mit Dr. Adams fand der gemeinsame Termin statt. Wir trafen uns in der Waldklinik.

Dabei lernte ich Dr. Adams zum ersten Mal persönlich

kennen. Bislang kannte ich ihn nur von seinen Briefen, dem Telefonat und aus der Zeitung.

Ich hatte den festen Willen, dieses Gespräch zu einem guten Abschluss zu bringen. Auf gar keinen Fall wollte ich im Streit mit Dr. Adams auseinander gehen. Das war mir wichtig.

Gleich zu Beginn des Treffens überreichte ich ihm ein selbst gemaltes Bild von Jule in einem himmelblauen Rahmen. Ich fand, es sah sehr schön aus.

Dass ich Dr. Adams dieses Geschenk machen wollte, darüber hatte ich auch den Vermittler nicht informiert. Für mich hieß das, ich gebe etwas her von meiner Tochter, was sehr wertvoll für mich ist und viel für mich bedeutet. Ich wollte zeigen: Es geht hier um mein Kind, und mein Kind lebt nicht mehr.

»Sie können es gerne in Ihrem Büro oder im Krankenhaus aufhängen«, sagte ich. Ob er das getan hat, weiß ich nicht. Es täte mir weh, wenn das Bild in der Abstellkammer gelandet sein sollte.

Dr. Valentin strukturierte genau die Zeit, die uns für dieses Treffen zur Verfügung stand. Fünf Minuten Vorstellung für jeden, dann eine Viertelstunde Small talk – nach dem Motto: »Wir begegnen uns wie Menschen, die zufällig in einem Café ins Gespräch kommen.« Ich betrat bekanntes Terrain!

Durch meine Ausbildung in Gesprächsführung hatte ich einen Vorteil, den ich auch nutzte.

Ich fragte Dr. Adams, wo er seinen letzten Urlaub verbracht habe. Er antwortete ein wenig ungehalten. Diesen Teil des Vermittlungsgesprächs fand er wohl eher ungewöhnlich.

Deshalb begann ich ganz unbefangen zu plaudern und erzählte munter drauflos von unserem letzten Nordseeurlaub und wie erholsam der Aufenthalt am Meer für uns war.

Ich fragte Dr. Adams: »Waren Sie schon mal an der Nordsee?«

»Ich war einmal auf Sylt«, antwortete er karg.

»Oh, Sylt? Traumhaft!«, schwärmte ich.

»Kennen Sie die tolle Strandsauna in den Dünen, wo man sich nach dem Schwitzen direkt in die Brandung stürzen kann? Nein? Ach so, Sie lieben die Ostsee mehr? Dann sage ich nur Hiddensee – einfach wunderbar! 1992 verbrachten mein Mann und ich dort eine Woche Urlaub ohne Kinder! Wir sahen damals einen Sonnenuntergang, den ich nie vergessen werde: solch unnatürlich wirkende Farben, wie man sie nur von den Bildern Caspar David Friedrichs kennt.«

Jetzt taute der Arzt auf. »Caspar David Friedrich hat nicht nur solche Bilder gemalt. In Dresden hängt ein ganz berühmtes Gemälde von ihm – eines meiner Lieblingsbilder. Haben Sie dort schon einmal die Originale von ihm angeschaut?«

»Nein, ich liebe Emil Noldes Stil, seine Farbgebung ist faszinierend. Ich habe schon einige Mal das Nolde Museum in Seebüll besucht ...«

So ergab ein Wort das andere. Wir merkten beide, dass der andere ein netter Mensch ist. Hätten wir uns zufällig kennen gelernt, wären wir uns sicher gleich sympathisch – unabhängig von unserem unterschiedlichen Umgang mit ärztlichen Behandlungsfehlern.

Wir führten einfach ein vernünftiges Gespräch zwischen zwei erwachsenen Menschen.

Den Anlass für dieses Gespräch ließen wir außer Acht.

Dann kündigte Dr. Valentin an: »Wir haben jetzt noch

eine halbe Stunde, in der wir uns dem Thema zuwenden wollen, um das es Ihnen beiden geht.«

Ich machte den Anfang und schilderte meine Verärgerung und meine Verletzung darüber, dass Dr. Adams den Arztfehler geleugnet hatte.

Dann war Dr. Adams an der Reihe, der unseren Briefwechsel gar nicht erwähnte und stattdessen äußerte: »Darüber sind wir uns ja einig, dass auch Ärzte Fehler machen.« Er erzählte sogar, wie es ihm als junger Arzt zu schaffen gemacht hatte, als ein Familienvater gestorben war und die junge Witwe mit ihren drei kleinen Kindern vor ihm stand ...

Gut, dachte ich, wenn er zugibt, dass es Behandlungsfehler gibt.

Unser Vermittler schlug noch ein zweites Gespräch vor.

Bei diesem nächsten Termin ging ich stärker auf meine Gefühle ein. Ich weiß noch, dass ich weinte, als ich erzählte, was ich mir gewünscht hätte. Dass vielleicht er selbst, der Chef von Frau Dr. Fiedler, zu uns gekommen wäre und sein Mitgefühl ausgedrückt hätte. Überhaupt hätte irgendein Zeichen der Anteilnahme uns allen gut getan.

Eine Entschuldigung oder ein ausdrückliches Bedauern gab es in diesem letzten Gespräch von Seiten des Chefarztes nicht, aber ich spürte seine starke Betroffenheit, und das reichte mir.

Für mich war die Auseinandersetzung mit Dr. Fiedlers Vorgesetzten damit abgeschlossen.

Ich hatte viel erreicht, denn eigentlich haben wir als direkt Betroffene keine Macht. Unser Schmerz ist unerheblich gegenüber dem Ruf einer Klinik, dem Image der Ärzteschaft – überhaupt gegenüber dem Gesamtsystem, das es zu schützen gilt.

Ich war sehr zufrieden mit mir. Ich hatte alles getan, was ich tun konnte, und kam endlich zur Ruhe.

Einige Monate nach dem Gespräch hatte ich eine unerwartete, aber schöne Begegnung mit Dr. Adams.

Ich musste eines Abends mit Bastian in die Notfallambulanz der Waldklinik. Er klagte über starke Bauchschmerzen, und wir vermuteten eine Blinddarmentzündung. Ich hatte schreckliche Angst davor, meinen Jungen einem Arzt anzuvertrauen, und möglicherweise einer Operation mit Vollnarkose zustimmen zu müssen. Was da alles schief gehen konnte ...

Als ich mit Bastian vor der Ambulanz wartete, eilte Dr. Adams den Gang entlang. Er war auf dem Weg zu einem Patienten.

Ich hielt ihn auf und bat ihn, selbst zu operieren, falls das nötig sein sollte.

Er zeigte großes Verständnis für meine Panik und nahm sich zu meiner Überraschung auf der Stelle Zeit, Bastian persönlich zu untersuchen.

Er führte uns in ein Einzelzimmer und schlug vor, dass Bastian zur Beobachtung da bleiben sollte, obwohl er nach der Untersuchung keine Blinddarmentzündung vermutete.

Die Schwestern und anderen Ärzte schienen nicht zu verstehen, wie der Chefarzt dazu kam, mein Kind so spontan zu untersuchen. Wir waren ja keine Privatpatienten.

»Wenn Bastian zur Beobachtung bleibt, möchte ich gern hier bei ihm übernachten«, sagte ich. Auch das war kein Problem.

Ich spürte, dass die Wellenlänge zwischen dem Chefarzt und mir auf einmal stimmte.

Bei einer jungen Ärztin, an die mich Dr. Adams nach

der Untersuchung verwies, beobachtete ich jeden Handgriff und löcherte sie mit den unterschiedlichsten Fragen.

Bis sie irgendwann genervt meinte: »Etwas mehr Vertrauen könnten Sie schon in uns Ärzte haben.« Die junge Frau kannte mich nicht und konnte nicht ahnen, was uns geschehen war.

Mir blieb bei diesem Satz für einen Moment die Luft weg.

Bastian ging es wieder besser, und wir konnten am nächsten Morgen nach der Chefvisite die Klinik verlassen.

Dr. Adams verabschiedete sich herzlich von uns, und ich freute mich, dass die erfolgreiche Mediation von Dr. Valentin dieses gute Einvernehmen ermöglicht hatte.

Dass mir als letzter großer Kampf die Auseinandersetzung mit der Arzthaftpflichtversicherung von Dr. Fiedler bevorstehen würde, ahnte ich bereits. Schon die ersten Briefe des Schadensfallsachbearbeiters zeigten, dass die Versicherung das gerichtsmedizinische Gutachten und die Verurteilung ihrer Versicherungsnehmerin Dr. Michaela Fiedler nicht anerkannte ...

23

Weil ich mir erhoffte, besser mit meiner immer wieder aufflammenden Wut umgehen zu können, schloss ich mich einer Trauergruppe an. Ich wusste, dass Wut und Trauer geheimnisvolle Geschwister sind, die ich besser kennen lernen wollte.

Manchmal war es, als schliefe die Wut wie glühende Kohle tief in mir verborgen. Durch die kleinste Kleinigkeit konnte sie geweckt werden. Bei einem Vulkanausbruch hätten die Lavamassen nicht nur mich vernichten können.

Ich denke, es war die Summe all dieser Kämpfe um Wahrhaftigkeit, die meine Wut mitunter ins Unermessliche steigerte.

Die Briefe der Arzthaftpflichtversicherung, die genauso wie alle anderen den Arztfehler leugnete, setzten mir so zu, dass ich dachte, ich müsste platzen.

In dieser Zeit suchte ich immer wieder nach Büchern, in denen etwas über dieses intensive verheerende Gefühl der Wut stand. Wo haben Menschen so etwas auch gefühlt? Ich konnte doch nicht die Einzige sein!

Über trauernde Mütter wurde viel geschrieben – aber wer kannte auch diese Wut? Ich fand wenig über dieses Thema. Höchstens andeutungsweise war von Zorn und Wut die Rede, die zur Trauer dazugehört.

In der Trauergruppe war ich die Einzige, deren Kind gestorben war. Die anderen Teilnehmer hatten erst vor kurzem einen Partner oder einen betagten Elternteil verloren.

Ich merkte, dass ich innerlich ganz woanders stand. Meine Trauer um Jule hatte ich zum größten Teil im ersten halben Jahr aufgearbeitet, bevor das Gutachten mich abstürzen ließ.

Während einer dieser Treffen dachte ich ganz tief in mir drinnen: »Wegen Jules Tod weine ich, solange ich weinen muss und wo immer ich gehe oder stehe. Aber über das, was ihr mir durch eure Unaufrichtigkeit und Leugnerei angetan habt, darüber werde ich nie weinen. Meine kostbaren Tränen habt ihr nicht verdient ...«

Ich spürte, wenn ich die übergroße Traurigkeit nicht herauslassen könnte, würde ich für immer und ewig in der krankmachenden Wut stecken bleiben.

Meine speziellen Probleme der »Sekundärtraumatisierung« sprengten den Rahmen dieser Trauergruppe. Trotzdem war es gut für mich, dass mir hier zugehört wurde. Von den Mittrauernden fühlte ich mich auf einer tieferen Ebene verstanden als von Menschen, die so etwas noch nicht mitgemacht hatten.

So nahm ich mir vor, diesen Trauerweg bis zum Ende mitzugehen. Wut kannten die anderen auch, aber bei mir schien alles doppelt und dreifach so intensiv zu sein.

Zum Abschluss des Trauerseminars sollte jeder aus der Gruppe ein besonderes Erinnerungsstück mitbringen und dann erzählen, was ihm gerade dieses Teil des Verstorbenen bedeutet. Eine brachte eine Krawattennadel mit, ein anderer ein Seidentuch. Ich nahm Jules buntes Springseil mit, mit dem sie immer so gern gehüpft war.

Außerdem hatten wir unsere Lieblingsfotos dabei und legten diese im Kreis aus. Das war angenehm und gut für mich.

Die Toten wurden so in einer angemessenen Art und Weise gewürdigt und nicht beiseite geschoben. Dadurch sollte das Loslassen des geliebten Menschen eher gelingen, was nicht bedeutet, keine Verbindung mehr zu ihm zu haben.

Dass die Trauer in Wellen kommt, war unser aller Erfahrung, sonst könnte das wohl niemand aushalten. Verkrampfen, festhalten wollen um jeden Preis kann ein gutes Weiterleben erschweren.

Wut blieb über lange Zeit ein Thema für mich. Auch in Gesprächen mit Marvin und Bastian kam immer wieder ein Wahnsinnszorn der Notärztin gegenüber zum Ausdruck und eine hilflose Verzweiflung. »Eines Tages hat die ein Messer im Rücken stecken«, sagte Marvin einmal. Oder: »Der stecke ich auch mal was in den Hals, dann wird sie schon sehen, was passiert.« Überhaupt wäre diese Ärztin der unfähigste Mensch, den er sich vorstellen könne, und er hätte es ihr gleich angesehen.

Es lag fernab jeder Realität, was Marvin da phantasierte, und ich erschrak, wenn er seinen Hass herausließ. Aber auch hier bewahrheitete sich mein Prinzip: Es war besser für Marvin, es herauszulassen, solche Dinge sagen zu dürfen, als sie mit sich herumzuschleppen. Das bestätigte mir auch Johannes, mit dem ich darüber sprach. Ich hörte mir an, was Marvin sagte, und versuchte, es ohne Wertung stehen zu lassen.

Es war schwer für mich, meine Söhne und auch Horst leiden zu sehen. Letztlich geht auch in einer Familie jeder seinen eigenen Trauerweg, obwohl alle um denselben Menschen weinen.

Wenn es sich anbot, schilderte ich den Jungen auch meine Sicht der Dinge und meine Gefühle.

Beide verstanden überhaupt nicht, wie ich auch nur einen Funken Verständnis für Frau Dr. Fiedler aufbringen konnte.

Die Leistungen der beiden Jungen in der Schule wurden in jenen Jahren schlechter. Eine Lehrerin sagte einmal zu Marvin: »Du musst deine Schwester vergessen!« Das hat ihn tief verletzt. Seine geliebte Schwester würde er nie vergessen.

Obwohl die Pädagogin es gut mit ihm meinte, war sie daraufhin bei Marvin unten durch, und seine Einstellung war: »Für die tu ich nichts mehr.«

So bedurfte es vieler Gespräche und unserer unermüdlichen Unterstützung für beide Söhne.

Nicht nur die schlechten Leistungen in der Schule, auch die Psyche meiner Jungen machte mir Sorgen. Ich denke, in ihnen brodelte ganz lange ein Gefühl der Ohnmacht, versagt zu haben, ihre kleine Schwester nicht beschützt zu haben. Wie sollen ein Neun- und ein Elfjähriger, am Anfang der Pubertät, das verkraften?

Ich versuchte manchmal, Marvin in Richtung einer Therapie zu lenken. Er hatte ja alles hautnah miterlebt! Aber das blockte er total ab.

Das Einzige, was zu helfen schien, waren ihre Freunde und der Sport, der mir wie eine »Ersatz-Körpertherapie« erschien.

Auch mir halfen Joggen, T'ai-Chi und Saunabesuche.

Und einmal fuhr ich zu einer Autobahnbrücke, stellte mich darunter und brüllte da, wo es nicht gehört werden würde, so laut ich nur konnte.

In meinen Aquarellen versuchte ich, meine Wut in Farben auszudrücken. Ein Bild entstand nur in Grün und Gelb. Ich dachte dabei an »Gift und Galle spucken« und »grün und gelb vor Wut« sein. Es wurde ein

Gesicht mit weit aufgerissenem Mund – ein einziger Wutschrei.

Als ich einmal las, dass Depression gegen sich selbst gerichtete Wut sei, sah ich mich darin bestärkt, diese Gefühle nicht zu verdrängen. Ich versuchte unterschiedlichste Wege und probierte aus, was mir helfen könnte. Auf keinen Fall wollte ich meine Wut auf das gesamte System an meinen Kindern, meinem Mann oder an mir selbst auslassen.

24

Uns war geraten worden von Anfang an einen Juristen einzuschalten und bei der Rechtsanwaltskammer spezielle Adressen in Bezug auf das Arzthaftrecht zu erfragen. Wir erhielten nur eine Empfehlung: den Namen einer Juristin, die sich auf diesem Gebiet spezialisiert hatte.

Ich rief die Anwältin an, schilderte ihr, um was es ging, und erwartete eine fachlich kompetente Beratung.

»Ich kann Ihnen nur sagen, das macht Ihr Kind auch nicht wieder lebendig«, bekam ich zu hören.

Sie war nicht die Erste und auch nicht die Letzte, die mir diesen abgedroschenen Satz hinwarf.

Keiner wusste schmerzhafter als ich, dass nichts, aber auch gar nichts mein Kind wieder lebendig machen konnte.

Auf meine Nachfrage, was sie damit sagen wolle, erfuhr ich, dass es äußerst schwierig sei, einen Arzthaftungsprozess zu gewinnen.

Ich verstand das damals nicht und glaubte, diese Anwältin sah keinen Sinn darin, sich in unserer Sache zu engagieren.

Vier Jahre später rief ich sie wieder an. Sie wusste noch, wer ich war: »Und, haben Sie Genugtuung erfahren?«, fragte sie.

»Für mich kann es keine ›Genugtuung‹ geben. Beim Tod eines Kindes ist dieser Ausdruck mehr als eine Zumutung!«, meinte ich. »Ich kann von mir nur sagen, dass ich für mich genug getan habe, nämlich alles, was in meiner Macht stand, um vor mir selbst bestehen zu können«, erwiderte ich.

Nach diesem ersten Fehlversuch auf der Suche nach einem guten Anwalt gerieten wir über »Jupp« Richter an die Kanzlei Berger, Röhm und Zehren in Köln. Der Chef selber, Herr Berger, war für die Zivilklage zuständig. Er war zwar nicht spezialisiert auf Arzthaftrecht, aber Richter charakterisierte den Lebensgefährten seiner Schwester als ehrgeizig und mit gutem Verhandlungsgeschick.

Bei unserem ersten Gespräch betonte Herr Berger: »Ich werde dafür sorgen, dass der Schuss für Sie nicht nach hinten losgeht«, was ich damals überhaupt nicht verstand.

Wie könnte es jetzt noch Probleme geben? Alles lag für mich klar und eindeutig vor uns, die Ärztin war verurteilt, und so erschien es mir selbstverständlich, dass wir neben dem Tod unserer Tochter nicht auch noch materiellen Verlust hinnehmen mussten. Für was hat die Ärztin eine Haftpflichtversicherung?

Wir baten unseren Anwalt, uns Kopien der Briefe zwischen ihm und der Versicherung zuzuschicken. Er war davon nicht begeistert und versuchte, uns davon zu überzeugen, dass es für unser Seelenheil besser wäre, wenn wir den Briefwechsel nicht so genau verfolgten. Die juristische Sprache und Sensibilität schließen sich meist aus.

Doch für Horst und mich war es wichtig, dass wir in diesem Bereich auf dem Laufenden blieben. Wir wollten zu jedem Zeitpunkt Mitspracherecht haben und nichts über unsere Köpfe entscheiden lassen.

Nachdem Frau Dr. Fiedler rechtskräftig verurteilt worden war, dass sie gegen die Regeln der ärztlichen Kunst gehandelt hatte, lag es an uns, ob wir zivilrechtlich den materiellen Schaden und eventuell ein Schmerzensgeld einklagen wollten. Zu diesem Weg riet uns unser Anwalt, um zumindest die tatsächlich entstandenen und nachweisbaren Aufwendungen ersetzt zu bekommen wie Trauerkleidung, die Kosten für die Beerdigung, den Grabstein ...

Berger rechnete die nachweisliche Schadenssumme aus und sagte dabei einen Satz, der mir in guter Erinnerung geblieben ist: »Ich will auch nach diesem Fall noch in den Spiegel schauen können.« Wir fühlten uns nicht nur fachlich, sondern auch menschlich gut aufgehoben.

Mein Psychologe hat mal zu mir gesagt: »Dein Anwalt ist nicht dein Therapeut. Den musst du seine Sachen machen lassen. Der sieht das Ganze aus der juristischen Perspektive.« Daran habe ich mich bei manchem Gespräch, bei mancher Meinungsverschiedenheit erinnert ...

Obwohl wir in Berger einen sehr guten Anwalt gefunden hatten, war es für uns alle nicht leicht.

Besonders schwer fiel es uns, zu verstehen, welche unbedeutenden Summen uns als Schmerzensgeld – wenn überhaupt! – für das, was wir psychisch erlitten hatten, zustanden. Damit kam ich überhaupt nicht zurecht.

Bei unserer Vorstellung über Schmerzensgeldzahlungen entgleisten Berger die Gesichtszüge. Das waren »amerikanische« Summen jenseits aller deutschen Tabellen, und wenn überhaupt, könnte man nur für Jule ein Schmerzensgeld zwischen 2000 und 5000 DM erstreiten, das wir dann erben würden. Unser totes Kind war die »Geschädigte« im eigentlichen Sinn. Nicht wir!

Der finanzielle Ausgleich wird bemessen nach der Schwere des Todes – sprich, wie lange und ob der Verstorbene überhaupt noch gelitten hat. Nicht die Tatsache, dass jemand gestorben ist, sondern wie qualvoll der Tod und wie lange der Todeskampf war, ist dafür ausschlaggebend.

Ich fiel von einer Ohnmacht in die andere. Nein, dafür wollte ich kein Geld!

Diese Gesetzgebung empfand ich mehr als ungerecht. Zählte unser Schmerz nicht?

Daraufhin besorgte ich mir eine der führenden deutschen Schmerzensgeld-Tabellen des Anwalts Andreas Slizyk und begriff rational viel. Aber mein Gefühl sagte etwas anderes.

Ich las, dass für materielle Schäden der Rechtsgrundsatz gilt, den Geschädigten so zu stellen, wie er vor dem Unfall stand. Für immateriellen Schaden, also Schmerzen, sei dies selbstverständlich nicht möglich, aber Slizyk ist der Meinung, dass es in Extremfällen keinen Unterschied mache, »ob jemandem das Rückgrat tatsächlich oder im übertragenen Sinn gebrochen wird. Hier sollten gleiche Rahmenbedingungen angesetzt werden.«

Was ist ein »Extremfall«? Wenn ein Kind auf so tragische Weise stirbt?

Allmählich verstand ich, warum Jochen Berger geraten hatte, uns aus den Verhandlungen mit der Versicherung herauszuhalten. Aber das kam für uns nach wie vor nicht in Frage.

Weinend rief ich eines Tages in der Kölner Kanzlei an und teilte Berger mit, dass ich nicht will, dass wir behaupten, unsere Jule sei qualvoll gestorben, weil das nicht stimme. Damit verzichteten wir auf Jules »Schmerzensgeld«, das wir vielleicht »geerbt« hätten. Für mich war dies alles zu schrecklich und ging über meine Kräfte.

Ich hatte mehrere Ärzte gefragt, weil der Gedanke an einen qualvollen Tod meines Kindes für mich fürchterlich war. Ausnahmslos alle hatten mir versichert, dass Jule durch die starken Narkosemittel »eingeschlafen« war und nichts mehr gemerkt hätte, wie bei einer Narkose für eine Operation.

Ich kann mir nicht vorstellen, dass meine Freunde mich angelogen hätten. Obwohl mein Urvertrauen durch das alles bereits erheblich erschüttert war.

Zwischen der Versicherung »Expert« und unserem Anwalt entwickelte sich ein Schriftwechsel, bei dem das Kieler Unternehmen jede Forderung rigoros abschmetterte und sich zunächst zu keiner Zahlung bereit erklärte.

Warum versuchten sie mit allen Mitteln zu verhindern, uns wenigstens den materiellen Schaden zu ersetzen? So viel Geld war das doch nicht. Und schon gar nicht für eine Versicherung wie die »Expert«.

Dass Schmerzensgeld ein schwieriges Thema ist, wussten wir mittlerweile, und wenn es da keine Einigung geben sollte – damit hätten wir uns arrangieren können. Unser Schmerz war sowieso nicht zu bemessen, und kein Geld der Welt hätte ihn wirklich lindern können.

Aber wir würden nicht akzeptieren, dass wir auch noch den materiellen Schaden tragen müssten. Das war das letzte Stückchen Gerechtigkeit, für das wir bereit waren zu kämpfen.

Ich meine, um solche »Schäden« auszugleichen ist

doch eine Versicherung da! Dafür kassieren sie die Beiträge, von denen sie sich Paläste bauen ...

Die »Expert« Versicherung spielte auf Zeit und wartete immer mehrere Wochen, bevor sie auf einen Brief unseres Anwaltes reagierte. Für sie war das ein Spiel, ein knallhartes Spiel, und es geht offensichtlich nur um Geld, das sie nicht bezahlen wollten, niemals um Wahrhaftigkeit, Menschlichkeit und so etwas Luxuriöses wie Gefühle.

Der Satz, der mich am härtesten in diesem Briefwechsel getroffen hat, war: »Die Familie macht eine ganz normale Trauer durch«, und dafür gäbe es keinen Pfennig von der Arzthaftpflicht.

Diese »ganz normale Trauer« hätten wir nicht durchmachen müssen, wenn ihrem Versicherungsnehmer, nämlich Frau Dr. Fiedler, der tödlicher Fehler nicht passiert wäre. Darum geht es doch!

Die Patientenschutzverbände und Notgemeinschaften Medizingeschädigter können ein mehrstimmiges Lied singen von den Erfahrungen mit Versicherungen ...

Das Taktieren der »Expert« fügte uns tiefe Wunden zu. Wir fühlten, dass unser persönliches Leid heruntergespielt und bagatellisiert wurde. Ich hatte definitiv den Eindruck, dass unsere starke psychische Angeschlagenheit bewusst ausgenutzt und verstärkt wurde.

Obwohl Dr. Michaela Fiedler rechtskräftig verurteilt war, ließ die Versicherung angeblich noch ein Gutachten von einem »habilitierten Anästhesisten« erstellen, das die Todesursache in Frage stellte.

Wollten sie die Zahlung an uns verhindern? Es war für mich schwierig zu akzeptieren, dass Menschen so mit uns, aber auch mit Michaela Fiedler, umgingen.

Wie schade, dass man nicht einfach sagen kann: Zum Glück ist das Kind nicht qualvoll gestorben, aber die Eltern und Geschwister erleiden durch diesen tragischen Behandlungsfehler unseres Versicherungsnehmers einen immensen Schmerz, und darum müssen wir uns kümmern.

Das »Spiel« liefe anders, wenn die Voraussetzungen gleich wären. Wenn beide Parteien auf einer Stufe stünden: Machen wir mal eine Partie, mal sehen, wer gewinnt. Wer die bessere Strategie entwickelt, die besseren Argumente anbringt, der trägt den Sieg davon. Unter Juristen ist das sicher der Fall, aber wir als betroffene Eltern hatten einfach keine Chance gegen diese professionelle Maschinerie. Das betraf Frau Dr. Fiedler ganz genauso.

Einmal hielt ich den Brief einer Sachbearbeiterin in den Händen, in dem die Frau viel Mühe darauf verwendet hatte, durch das Weglassen von einzelnen Worten eine Veränderung der ursprünglichen Aussage des rechtsmedizinischen Gutachtens herzustellen. Zur Verdeutlichung und als Beispiel nehme ich einen simplen Satz: »Einerseits spricht alles dafür, dass es Peter war, der die Fensterscheibe eingeworfen hat, andererseits muss von der Polizei noch genau geprüft werden, ob Peter der einzige Junge ist, der dafür in Frage kommt.« Verkürzt man den Satz und lässt »einerseits« weg, kann man so zitieren: »... spricht alles dafür, dass es Peter war, der die Fensterscheibe eingeworfen hat ...«

Dieser Stil zog sich durch das ganze Schreiben. Ich war entsetzt. Wie besessen verbesserte ich alle unkorrekten und irreführenden Zitate und ging mit dem Brief zu Berger und fragte: »Was kann man gegen diese Unverfrorenheit unternehmen?«

Er lachte und erwiderte: »Das ist gang und gäbe. Lesen Sie diese Schreiben von der Versicherung nicht mehr, Frau Bachstein. Das ist für Sie nicht gut.«

Ich konnte und wollte nicht. Ich musste wissen, was gespielt wurde.

Ich fragte mich: Wird von den Sachbearbeitern verlangt, dass sie Briefe wie diesen schreiben? Schriftstücke, die nicht der objektiven Wahrheitsfindung dienen, sondern der Verschleierung und Verdrehung? Weglassungen, die kaum auffallen und doch alles ins Gegenteil verkehren können?

Wissen solche Versicherungsleute nicht, dass sie mit Menschen zu tun haben, auch wenn ihre Berufsbezeichnung »Sachbearbeiter« ist?

Diese Angestellten müssen ihre persönlichen menschlichen Gefühle offenbar zurückstellen und wie Maschinen funktionieren. Sie dürfen offenbar nicht denken: Was bedeutet das für eine Mutter, für eine Familie, ihre Tochter durch einen Arztfehler verloren zu haben? Wie ist das für die Ärztin, unsere Kundin, wenn sie den Tod eines Kindes zu verantworten hat? Was ist schlimmer, ein Kind zu verlieren oder einem Kind das Leben zu nehmen?

Wie würde sich ein Versicherungskaufmann verhalten, wenn sein Kind ins Krankenhaus käme und durch einen Arztfehler sterben würde?

Und was würde geschehen, wenn sich eine Sachbearbeiterin unseren Fall anschaute, sich vor ihren Vorgesetzten stellte und sagte: »Hier liegt eindeutig ein offensichtlicher Arztfehler vor, und dafür ist unsere Versicherung haftbar.« Wie würden ihre Vorgesetzten reagieren? Denn sie sind die Hauptverantwortlichen, nicht die Sachbearbeiter. Es müsste ein Umdenken und

Umstrukturieren von ganz oben einsetzen. Vielleicht auch von der Politik, von der Gesetzgebung. Oder sind die Wirtschaftsbosse doch mächtiger?

* * *

Irgendwann war die »Expert« bereit, eine geringe Summe an uns zu zahlen, die nicht annähernd den tatsächlich entstandenen materiellen Verlust ausgleichen würde.

Im Februar 2000 erklärte unser Anwalt, dass wir nun Klage gegen die Versicherung einreichen müssten. »Das Fass ist übervoll, und wenn wir jetzt keine juristischen Schritte einleiten, machen wir uns unglaubwürdig. Außerdem sind nach Ablauf von drei Jahren, wie Sie wissen, keine Ersatz-Ansprüche mehr möglich«, sagte er eines Tages.

Horst stimmte ihm sofort zu. »Es muss doch eine Gerechtigkeit geben«, forderte er wütend.

Mir jedoch klangen die Worte unseres Freundes Martin in den Ohren, der uns dringend geraten hatte: »Reicht bloß keine Klage ein. Wenn ihr klagt, ziehen die euch durch alle Instanzen, das kann sieben, acht Jahre oder länger dauern. Danach seid ihr am Boden zerstört und zu nichts mehr fähig.«

Martin hatte schon als Gutachter an solchen Prozessen teilgenommen. Die Gegenseite nimmt da keinerlei Rücksicht. Da wird man »zerfleischt« – gnadenlos.

Unser Anwalt hatte uns darauf hingewiesen, dass es keineswegs sicher sei, dass wir den Prozess gewinnen würden.

Wir hatten zu dem Zeitpunkt keine Rechtsschutzversicherung, und das ist die denkbar schlechteste Voraussetzung.

Falls wir verlieren würden, hätten wir die gesamten Kosten zu tragen.

Neben den psychischen Schäden wäre unsere Existenz bedroht.

25

»Ich weiß nicht mehr, was ich noch machen soll«, sagte ich zu Johannes in einem Beratungsgespräch. »Mein Mann und unser Anwalt haben nun die Nase voll und wollen Schadensersatzklage gegen die Ärztin einreichen. Ihre Versicherung stellt sich absolut stur. Was wird das für uns bedeuten, wenn wir über Jahre oder Jahrzehnte klagen? Ich habe Angst, dass unsere Familie dabei zu Grunde geht.«

Ich spürte, dass es nicht gut werden würde für uns, obwohl sich auch meine Wut zu diesem Zeitpunkt ins Maßlose gesteigert hatte. Andererseits wollte ich mir diese Ungerechtigkeit nicht bieten lassen!

Gleichzeitig fühlte ich Angst im Bauch. Würde dieser »Schuss nach hinten losgehen«? Lohnte sich all diese zusätzliche Qual, diese Nervenanspannung – nur für das bisschen Geld? Im Angesicht des Todes eines Kindes relativiert sich jegliches Reden von materiellem Ausgleich.

Johannes gab mir zu verstehen, dass wir das alles nicht richtig verarbeiten könnten, solange das Verfahren nicht in irgendeiner Form abgeschlossen sei. »Das wird euch dann all die Jahre verfolgen.«

Der wichtigste Satz für mich in diesem idiolektischen Gespräch war: »Da kannst du jetzt nichts mehr machen, Stefanie. Die Männer ziehen in den Krieg.«

Mit diesem Satz in meinem Kopf fuhr ich nach Hause.

Johannes hatte erreicht, was der Zweck seiner Intervention war: Das wollen wir erst mal sehen, dachte ich, ob ich da wirklich nichts mehr machen kann. Durch diesen Satz traten in mir ungeahnte Kräfte zutage, meine Phantasie lief auf Hochtouren.

Ich bin zwar eine Frau, ich bin vielleicht auch schwach, aber in meiner Schwäche bin ich auch ganz stark, dachte ich.

Und ich würde diesen Krieg, den die Männer führen »mussten«, verhindern, weil ich Angst um jeden Einzelnen von uns hatte.

Auf einen Prozess legte es die Versicherung doch nur an – zermürben, weich kochen wollten sie uns, was ja nicht so schwer scheint bei Menschen, die eh' schon angeschlagen sind.

Bei so einer Strategie wird deine psychische Instabilität ausgenutzt. Dass dein Kind gestorben ist und du in tiefster Trauer steckst, das interessiert die Gegenpartei nur, um dich ganz außer Gefecht zu setzen.

Zwei Tage später griff ich zum Telefon, um mit dem obersten Chef der Versicherung zu sprechen. Es war wieder mal eine meiner plötzlichen Eingebungen.

Katja hatte mich in so einer Verfassung noch nicht erlebt. Während sie die Spülmaschine ausräumte, setzte ich mich mit dem Hörer in der Hand in die Küche.

Von der Auskunft bekam ich verschiedene Telefonnummern, ich sprach mit Düsseldorf und Hamburg und landete schließlich in Kiel, wo sich der Hauptsitz der Versicherung befindet.

Dort wurde ich zu zwei Chefsekretärinnen durchgestellt; die zweite saß im Vorzimmer von Herrn Rottlund.

»Ich will sofort mit Ihrem Chef sprechen.« Ich war total in Rage und nahm kein Blatt vor den Mund. Katja unterbrach das Einräumen des Geschirrs und starrte mich an.

Die Sekretärin sagte: »Das wird im Moment nicht möglich sein ...«

»Wenn Sie mich nicht augenblicklich durchstellen, gehe ich in ganz großem Stil an die Öffentlichkeit. Ich lasse mir das nicht länger gefallen, wie die ›Expert‹ mit uns umgeht. Es reicht mir! Das Maß ist voll! Diesen Psychoterror lassen sich weder die Ärztin, mit der ich mich ausgesprochen habe, noch unsere Familie länger gefallen. Mit einigen Printmedien und einem Fernsehsender habe ich bereits gesprochen.«

»Tut mir Leid, Herr Rottlund ist wirklich nicht zu sprechen. Aber reichen Sie doch bitte alles schriftlich ein. Dann erhalten Sie in den nächsten Tagen sicher eine Antwort.«

Was sollte ich machen? Ich nahm Papier und Bleistift und begann, einen Brief an Herrn Rottlund zu verfassen.

»Ich werde nicht länger zusehen, wie über uns verhandelt wird«, sagte ich empört zu Katja, die mir bei der einen oder anderen Formulierung half.

Obwohl mir mein Anwalt verboten hatte, in die Verhandlungen einzugreifen, war ich das Stillhalten satt! Es brachte mich schier um den Verstand.

»Ich würde mir das auch nicht länger bieten lassen«, meinte Katja. »Die machen doch mit euch, was sie wollen!« In den Monaten, die sie in unserem Haushalt verbracht hatte, waren wir Freundinnen geworden. Katjas Einschätzung, ihr Rat waren mir sehr wichtig.

Während sie den Herd und die Küchenschränke feucht abwischte, feilte ich ungefähr eine halbe Stunde lang an diesem Briefentwurf, als das Telefon neben mir klingelte. Mein Anwalt.

»Frau Bachstein, ich habe soeben einen Anruf von Herrn Wuttke, dem Sachbearbeiter der Versicherung, bekommen. Ich muss Ihnen dringend untersagen, selbstständig in der Welt herumzutelefonieren. Das gefährdet massiv die Verhandlungen, die ich in Ihrem Auftrag führe. Wenn Sie das nicht einstellen, bin ich gezwungen, mein Mandat für Sie niederzulegen. Alles muss mit mir abgesprochen werden, wenn Sie wollen, dass ich Sie weiterhin vertrete.«

Ich schluckte und steckte die Schelte ein. Klar wusste ich, dass Berger Recht hatte, aber ich konnte nicht anders ...

Dann fuhr er fort: »Aber Wuttke hat soeben telefonisch signalisiert, dass die ›Expert‹ zu einem Vergleich bereit ist. Das heißt für Sie: Der gesamte materielle Schaden wird übernommen.«

Ich war sprachlos.

Wie bitte? Vorher war die Rede von einigen tausend Mark als allerletztes Angebot, und jetzt stand das Vierfache zur Verfügung? Weil ich mit der Öffentlichkeit gedroht hatte?

Hatte die »Expert« so viel zu verbergen, dass sie in Panik geraten war?

Über welche Wege man sich über meinen Anruf innerhalb der »Expert« verständigt hatte, entzog sich meiner Kenntnis, aber dieses plötzliche Umschwenken erstaunte mich doch sehr.

»Ich kann Ihnen nur raten, auf dieses Angebot der Schadensabteilung einzugehen«, sagte Herr Berger. »Denn mehr Geld können wir nicht herausholen.« Nach meiner persönlichen Rechnung konnte man sogar zusätzlich von einem geringen »Schmerzensgeld« für jeden von uns sprechen.

Katja und ich fielen uns nach diesem Telefonat erst mal in die Arme und jubelten.

Auch Horst war begeistert, als ich ihn am Abend mit diesen Neuigkeiten empfing. Wir waren so erleichtert!

Ich muss zugeben, ich war sehr euphorisch, weil es mir selbst gelungen war, diese Summe der Versicherung abzutrotzen.

Berger fertigte sofort ein entsprechendes Schreiben, in dem wir dem so genannten »Vergleich« zustimmten. Die Versicherung bestätigte, dass der Betrag auf unser Konto überwiesen werden würde.

Wir waren heilfroh, nach knapp drei Jahren endlich einmal aufatmen zu können.

Bis das Abschlussschreiben der Versicherung kam, in dem uns suggeriert wurde, wir hätten vereinbart und zugesichert, uns über diesen Vorfall nicht in der Öffentlichkeit zu äußern.

Wie bitte? Nichts hatten wir vereinbart! Und warum sollten wir schweigen?

Handelte es sich bei dem Erstatten des materiellen Schadens etwa um »Schweigegeld«?

War dem Chef der Schadensabteilung der »Expert« ein Fehler unterlaufen? Hatte er es versäumt, uns im Vorfeld eine Erklärung unterschreiben zu lassen, dass wir von nun an Ruhe geben und mit dieser Geschichte nicht an die Öffentlichkeit gehen würden?

Wäre das von uns verlangt worden, hätte sich das Drama in eine andere Richtung entwickelt ...

Berger schrieb zurück, dass er von uns nur mit der finanziellen Regelung beauftragt sei und weitere Vereinbarungen außerhalb seines Zuständigkeitsbereich liegen.

Das Geld traf ein, wir bezahlten den Anwalt und legten einen großen Teil der Summe für unsere beiden Jungen an – auch mit dem Gedanken, dass sie das Geld gegebenenfalls für eine Therapie verwenden können, falls sie den Tod ihrer Schwester später einmal professionell aufarbeiten wollten.

So ließen wir die Sache zunächst auf sich beruhen.

* * *

Einmal entwarf ich in Gedanken ein Märchen und schilderte es meinen Freunden, um meine Gefühle der Versicherung gegenüber zu verdeutlichen: Stell dir vor ...

... du bewohnst in deinem Urlaub ein wunderschönes Hotel. Das Hotelpersonal hat die Anweisung, ein Spiel mit den Gästen zu treiben, ein jahrelang erprobtes Spiel, das der Hotelkette hohe Gewinne sichert.

Du selbst ahnst nichts davon und hältst alles für Realität. Manchmal jedoch kommt dir der Gedanke: »Da stimmt doch was nicht.« Dem Hotelpersonal ist nichts nachzuweisen.

Du wirst hellhörig und aufmerksam. Andeutungen von anderen und Zufälle tragen dazu bei, dass du eines Tages sicher weißt: »Die spielen hier mit uns, und wir werden über den Tisch gezogen.«

Dem willst du ein Ende bereiten.

Deine einzige Chance ist mitzuspielen. Das Hotelpersonal ist nämlich nicht gewohnt, dass einer der Spieler es durchschaut. Es ist darauf nicht vorbereitet.

Wegen der dadurch hervorgerufenen Verunsicherung unterlaufen den Hotelangestellten dumme Fehler, die sie im Spiel zurückwerfen. Sie haben nicht gelernt, kreativ zu sein, da diese Fähigkeit in der Regel nicht benötigt wird. Die meisten Gäste bemerken ja nicht, dass mit ihnen gespielt wird.

Die, die sich zur Wehr setzten, indem sie ihren Unmut äußerten, wurden dermaßen eingeschüchtert, dass sie mutlos aufgaben.

Nur die Menschen, die das Spiel durchschauen, ihre ganze Kreativität einbringen und ungewöhnliche Spielzüge wagen, haben die Chance, unbeschadet – vielleicht sogar gestärkt – das Hotel zu verlassen.

Und diese Menschen, die gestärkt aus dem ungleichen Spiel hervorgegangen sind, wollen etwas verändern.

Sie wollen da nie mehr mitspielen.

Sie schließen sich zusammen, denn gemeinsam sind sie stärker.

Sie wollen aufklären über das Spiel, das gespielt wird.

Sie wollen Transparenz.

Sie wissen: Änderung beginnt mit Bewusstmachung.

Sie ermutigen. Sie unterstützen. Sie verändern.

Sie wollen die Wahrheit, denn nur mit ihr können sie leben.

26

Ich freute mich auch für Frau Dr. Fiedler. Durch den Vergleich zwischen der Versicherung und uns war auch für sie die Gefahr abgewendet, in einem Zivilprozess öffentlich an den Pranger gestellt zu werden.

Wenige Tage später rief ich sie an, um ihr die positive Entwicklung mitzuteilen.

»Das freut mich«, erwiderte Dr. Fiedler. Ich merkte ihr deutlich die Erleichterung an. »Wissen Sie, ich habe meiner Versicherung erst letzte Woche, weil Ihr Anwalt die Klage einreichen wollte, privat Geld angeboten, damit es nicht zu einem Prozess kommt und die ›Expert‹ endlich einem Vergleich zustimmt. Aber Wuttke meinte, behalten Sie Ihr Geld, und lassen Sie diese Leute ruhig klagen.«

»Das kann doch nicht wahr sein ...«, erwiderte ich schockiert.

»Ist es aber, denn wenige Tage später rief mich dieser Wuttke nochmals an und forderte das Geld doch von mir. Das habe ich dann überwiesen«, sagte Michaela Fiedler lakonisch.

Wieder meine Wut.

Diese Ungerechtigkeit! So eine Unverschämtheit!

Ich merkte, dass Frau Dr. Fiedler das Verhalten ihrer Versicherung absolut untragbar fand, aber ihr fehlte die Kraft, sich dagegen zu wehren.

Mir nicht.

Kaum ein Arzt wehrt sich gegen ein solches Verhalten – weil er sich nicht wehren kann in diesem System! Er hat den Fehler gemacht, darf dazu weder vor Kollegen noch in der Öffentlichkeit stehen und muss die Machenschaften seiner Versicherung zähneknirschend ertragen und dulden, weil er sich sonst selbst ans Messer liefert!

Dass Frau Dr. Fiedler privates Geld anbot, damit es zu einem Vergleich kommt, dass sie dadurch auch Verantwortung zeigte – das gab mir ein gutes Gefühl, obwohl ich natürlich erkenne, dass sie auch versucht hat, sich selbst zu schützen. Ein öffentlicher Prozess wäre für ihre berufliche Karriere vermutlich der Ruin.

Das Verhalten der Arzthaftpflichtversicherung brachte mich auf hundertachtzig. »Behalten Sie Ihr Geld, und lassen Sie diese Leute ruhig klagen«, und dann, als ich Druck machte, forderte Wuttke Dr. Fiedler doch noch zum Zahlen auf. Für solche Frechheit fehlten mir die Worte, wie damals, als ich von der Äußerung eines Versicherungsmitarbeiters erfuhr, der über uns gesagt hatte: »Die wollen wohl ein Mausoleum für ihre Tochter bauen.«

Seit der Geschichte mit Frau Dr. Fiedlers Geld und wegen des Satzes »Vereinbarungsgemäß ...« war ich nicht bereit zu akzeptieren, dass eine Versicherung sich in eine Machtposition begeben darf, in der sie Menschen wie Marionetten behandeln kann.

Auf der einen Seite die Ärztin, die sich nicht zu verteidigen wagt, weil ihre berufliche Existenz auf dem Spiel steht.

Auf der anderen Seite wir, die Opfer, die psychisch durch den Unglücksfall Angeschlagenen, die als Menschen mit entgegengesetzter Position und berechtigten Forderungen gar nicht ernst genommen werden.

Ich ließ mir Zeit und erholte mich erst mal, bevor ich einen Brief an das Bundesaufsichtsamt für das Versicherungswesen in Berlin schrieb, in dem ich offen darlegte, was die Versicherung mit der Notärztin und mit uns gemacht hatte.

Frau Dr. Fiedler fand das gut, und für Rückfragen durfte ich sogar ihre Telefonnummer angeben.

Dann informierte ich die Versicherung, dass ich mich zu diesen Schritt entschlossen hatte.

Ich hatte in Erfahrung gebracht, dass nach dem Eingang einer solchen schriftlichen Beschwerde, wie ich sie verfasst hatte, das Versicherungsunternehmen aufgefordert wird, eine schriftliche Stellungnahme abzugeben, sozusagen eine Gegendarstellung.

Ich wusste auch, dass es keiner Versicherung angenehm ist, sich beim Bundesaufsichtsamt zu rechtfertigen oder im negativen Sinn auffällig zu werden.

Dieses Wissen nutzte ich aus. Große Erwartungen hegte ich aber nicht.

Ich war sehr gespannt, wie die »Expert« sich verhalten würde. Ich hatte nichts mehr zu verlieren und wollte ein Exempel statuieren. Alle meine Aussagen und Vorwürfe wurden durch entsprechende Kopien untermauert, und ich schrieb nur das, was ich schriftlich belegen konnte oder was Frau Dr. Fiedler bereit war, telefonisch zu bezeugen.

Die auf meine Beschwerde hin von der Versicherung verlangte Stellungnahme verfassten die Sachbearbeiter der »Expert« innerhalb eines Tages.

In der ganzen Zeit des Schriftwechsels zwischen unserem Anwalt und der »Expert« dauerte es Wochen und Monate, bis sie reagierten, aber wenn die Adresse des Bundesaufsichtsamtes auf dem Briefkopf stand, ging das umgehend!

Ist es das, was man »auf Zeit« spielen nennt?

Die Stellungnahme der Versicherung, die mir mit einem Begleitschreiben des Amtes zugestellt wurde, war aalglatt und äußerst geschickt formuliert.

Ein weiteres Mal schrieb ich an das Bundesaufsichtsamt für das Versicherungswesen, empört darüber, dass die Versicherung sich so herausredete.

Wortwörtlich nahm ich die Gegendarstellung der Versicherung auseinander und legte in einer ausführlichen Abhandlung die wirklichen Fakten dar, mit einem letzten Rest von Hoffnung, dass es zu irgendetwas Gutem führen würde.

Ein solcher Umgang mit Ärzten und Geschädigten dürfe sich nicht wiederholen. Viele Menschen, die sich von Versicherungen psychisch zermürbt fühlten, verstünden nicht, warum sich diese Unternehmen so verhalten dürften. Ich stellte in Frage, ob nicht die Gesetzgebung geändert werden müsse, um den Versicherungen die Privilegien zu nehmen und den Versicherungsnehmern und den Geschädigten viel Leid zu ersparen.

Meinen Ausführungen legte ich einen Brief von Dr. Valentin bei, den ich sehr konstruktiv finde. Darin nahm er zu den Folgen von Traumatisierungen und der Behandlung aus Sicht der Psychotherapeutischen Medizin Stellung.

Bei der Prävention von psychischen Traumata müsse man genauso sorgsam sein wie bei der Vorbeugung von physischen Schäden. Der behutsame Umgang mit Informationen sei dabei wesentlich; belanglos dahergesagte

Worte könnten zu schweren seelischen Belastungen führen.

Auch wenn auf der Verwaltungsebene nach rechtlichen Bestimmungen verhandelt würde und es bei juristischen Auseinandersetzungen durchaus üblich und nachvollziehbar sei, sich in eine Konfrontation zu begeben, sei ein solches Vorgehen in Situationen, bei denen sich eine schwere Traumatisierung abzeichnen könnte, unentschuldbar.

Er setzte sich für ein Vorgehen im Versicherungswesen ein, das für die Betroffenen weniger traumatisierend ist und trotzdem ein Funktionieren des Verwaltungsapparates erlaubt. Dazu schlug er das Einschalten eines Vermittlers vor.

Ein »Fünkchen« Gutes erfuhren wir in dem abschließenden Brief des Bundesaufsichtsamtes, in dem viel Verständnis für unsere Situation zum Ausdruck kam. Auch ließ er die Hoffnung auf eine Veränderung im Umgang mit Versicherungen aufkeimen.

In dem Schreiben hieß es, dass der Gegensatz zwischen dem enormen persönlichen Leid der Geschädigten und der Routine des Schadensreferenten eine Quelle großer Konflikte sei. Der Vorschlag, gegenteilige Positionen durch einen unabhängigen Vermittler zu überwinden, wurde begrüßt.

Gerade in letzter Zeit böten viele Versicherer ihren Schadensreferenten Fortbildungsmaßnahmen in diesem Sinne an, hieß es.

Das ist zwar noch nicht das notwendige Umdenken, es ist noch keine »Entmachtung« eines Unternehmens, das Machtmissbrauch betreibt, aber es ist definitiv ein Schritt in die richtige Richtung.

27

Ein paar Monate später wandte ich mich an den neuen Vorstandsvorsitzenden der Versicherung, Ewald Niggeloh und bat um ein persönliches Gespräch. Nach all den Ohnmachtsgefühlen der letzten Jahre wurde ich nun von einer »verborgenen Energiequelle« inspiriert. Meine alte Kraft kehrte vier Jahre nach Jules Tod zurück.

In einem Brief informierte ich ihn über alles, was seine Versicherung sich geleistet hatte. Auch die aalglatte Gegendarstellung an das Bundaufsichtsamt vergaß ich nicht zu erwähnen.

Ich hatte viel gelernt in dieser Auseinandersetzung und konnte mittlerweile gute Briefe schreiben.

Ich war gespannt, was folgen würde, und wartete ...

Wenig später meldete sich die Chefsekretärin von Ewald Niggeloh telefonisch und bot uns tatsächlich ein persönliches Gespräch in einem renommierten Hotel in Düsseldorf an.

Ein Vorstandsvorsitzender? Das ist doch die Position eines Ron Sommer von der Telekom, dachte ich. Ein interessanter Mann.

Ob Ewald Niggeloh so ein Typ war?

Einen Tag vor diesem Treffen rief Niggelohs Sekretärin an und erklärte, dass an dem Gespräch auch eine Juristin teilnehmen würde, die zwei Tage lang die gesamt Akte »Fiedler/Bachstein« durchgearbeitet hätte.

So wichtig nahm er unser Gespräch ...?

Horst überlegte erst, ob wir nicht auch noch jemanden mitnehmen sollten, aber dann entschied er, dass wir das nicht nötig hatten.

Ich machte mir Gedanken darüber, wie ich denn bei diesem Treffen auftreten wollte.

Wenn er ein Ron-Sommer-Typ war, wäre dann ein Minirock oder Jeans das Richtige?

Maria hatte mir ein Buch empfohlen: »Machiavelli für Frauen«. Darin wird beschrieben, welche Strategien Frauen zur Verfügung haben, um ihren Gegner außer Gefecht zu setzen: meine Kleidung, mein Lächeln, meine Haare, meine Haltung und vielleicht auch meine Tränen ...

Was denkt die Gegenseite?, ist die zentrale Frage.

Was glaubt Niggeloh, was unser Anliegen ist?

Meine Vermutung: Er glaubt, wir wollten ein Schweigegeld. Leute in diesen Positionen glauben immer, es drehe sich alles nur ums Geld. Etwas anderes scheint außerhalb ihres Denkvermögens zu liegen.

Ich wusste, dass die Versicherung viel Geld in Werbung steckte. Regelmäßig lief im Fernsehen ihr Spot. Uns und Frau Dr. Fiedler hat dieser Werbespot immer geärgert – und auch verletzt –, weil wir das Gegenteil von dem erlebten, was uns dort vorgegaukelt wurde. Ich hatte mich erkundigt, was so eine Werbung kostet, und mir waren die Augen übergegangen.

Daraufhin hatte ich die Idee, Herrn Niggeloh um eine Spende für ein Straßenkinderprojekt in Südamerika zu bitten. Durch meine kirchliche Arbeit hatte ich dorthin Kontakte.

Wenn ich erreichen konnte, dass die Versicherung diese Spende macht, wäre das für mich jene Genugtuung, von der im juristischen Bereich immer die Rede ist, in dem Sinne, dass die Versicherung »genug getan« hätte.

Mein Wunsch, dass aus Jules Tod etwas Gutes wachsen solle, wäre damit erfüllt.

Ein Buch zu schreiben wäre zwar noch besser, aber bei diesem Versuch scheiterte ich regelmäßig. Das Aufschreiben kostete mich gefühlsmäßig zu viel Kraft. Meistens saß ich da und weinte, statt zu schreiben.

Außerdem wollte ich endlich Ruhe!

Ich rief einen Bekannten von Horst an, einen Juristen, der auch schon mal bei einer Versicherung gearbeitet hatte. Mit ihm und seiner Frau waren wir locker befreundet. Ich schilderte ihm die Situation und erklärte, dass ich den Vorstandsvorsitzenden der »Expert« um eine Spende bitten wollte. »Was meinst du, wie wird er darauf reagieren?«, erkundigte ich mich.

»Der wird dir wahrscheinlich zehntausend Mark anbieten«, erwiderte Uwe.

»Das ist ja ein Witz«, entfuhr es mir. »Über 10.000 DM kann doch jeder kleine Schadensreferent bei denen entscheiden ...«

Uwe lachte. »Dann lass dich nicht aufhalten, Stefanie. Wenn du es geschickt formulierst, kannst du sicher noch einiges mehr herausholen. Viel Erfolg dabei ...« Ihm schien meine Idee zu gefallen, und er gab mir noch so manchen wertvollen Tipp. Ich machte mich daran, eine Strategie zu entwerfen.

Um mein äußeres Erscheinungsbild ins beste Licht zu rücken, besuchte ich eine Boutique und probierte verschiedene Röcke, Hosen und Tops an und wählte schließlich etwas ganz Raffiniertes, ein asymmetrisches Oberteil und einen kurzen Rock. Ich verbrachte einige entspannte Stunden vor dem Spiegel. Sollte ich schwarze oder farbige Strümpfe dazu tragen?

Ich wollte meine Position nach allen Regeln der Verhandlungskunst stärken. Dazu gehörten auch Körpersprache und Kleidung. Niggeloh sollte gleich erkennen: Das ist eine Frau, die weiß, was sie will – falls er das bis dahin noch nicht bemerkt haben sollte.

Von Maria wollte ich mir einen schwarzen Mantel mit Pelzbesatz ausleihen, der mir, wie sie immer sagt, sehr gut steht.

Dieses Einkaufen und Anprobieren beflügelte mich – zum ersten Mal seit Jules Tod genoss ich es wieder so richtig, mit allen Sinnen, in Klamotten zu wühlen und mich zu stylen. Fast vier Jahre nach Jules Tod, ein Jahr nach Abschluss des Vergleichs, machte ich mich schön für einen Versicherungsmenschen.

Es war wie eine kleine Kur, die ich mir selbst verschaffte. Ich malte mir aus, wie selbstbewusst und attraktiv ich diesem Herrn Niggeloh gegenüber auftreten würde.

Als Horst und ich uns zum Aufbruch nach Düsseldorf bereit machten und ich mich im Spiegel betrachtete, überlegte ich es mir in allerletzter Sekunde anders und zog eine dunkle Hose, einen hellen Pullover und meine Wildlederjacke an.

Ich habe mir angewöhnt, immer nach meinem Gefühl zu gehen, und so war es in letzter Minute zu einem Wechsel meines Outfits gekommen. Ich war innerlich ganz cool und gelassen, was wahrscheinlich daran lag, dass mich nichts mehr überraschen konnte.

Ich hatte meine Strategie, und die wollte ich durchziehen.

Als ich dann Ewald Niggeloh gegenüberstand und ihm zur Begrüßung die Hand reichte, merkte ich, dass ich in der Kleiderfrage richtig entschieden hatte.

Niggeloh war nicht Ron Sommer.

Er und seine Anwältin Frau Vierkotten saßen bereits an einem ruhig gelegenen Tisch im Restaurant des Hotels. Er begrüßte uns sehr förmlich und stellte die Juristin vor.

Zunächst machten wir ein wenig Small talk, wobei ich deutlich spürte, dass Niggeloh unter Hochspannung stand. Er wirkte auf mich verkrampft und mühsam beherrscht.

Die Bedienung ließ sich in unserer Nische nicht blicken, was Niggeloh noch nervöser machte. Nach einer halben Stunde verlor Niggeloh für ein paar Sekunden die Beherrschung und fuhr die Anwältin an: »Frau Vierkotten, nun müssen Sie aber schon mal mit schauen, dass die Kellnerin hier auftaucht!«

Wie der seine Mitarbeiterin anherrschte! Mir kamen Zweifel, ob sie wirklich Juristin war oder ob Niggeloh uns nur beeindrucken wollte.

Dieser völlig unangemessene Ausbruch zeigte mir, unter welchem Druck er stand und was für ein Typ er war.

Ich hätte nicht in Frau Vierkottens Haut stecken mögen – so eine Demütigung vor fremden Leuten.

Während des ganzen Gesprächs stand ein großer breiter Aktenkoffer zu ihren Füßen, den sie allerdings nicht anrührte. Wurde unser Gespräch etwa mit einem Tonbandgerät aufgezeichnet?

Die Versicherung nahm uns »zu« ernst, ja, sie schienen uns zu fürchten ...

Dann sprach Niggeloh unseren Fall an. Er führte aus, dass Frau Vierkotten die gesamte Akte mehrere Tage lang durchgearbeitet hätte und ihr sei juristisch nichts aufgefallen, was nicht in Ordnung wäre.

Ihm persönlich täte es sehr Leid, was mit unserer Tochter passiert sei, und sicher hätte man das Ganze etwas schneller bearbeiten können. Aber die Schadensreferenten hätten jeden Tag mit so viel Leid zu tun, da wäre es unmöglich, auf jeden persönlich im angemessenen Umfang einzugehen. Das sei sicher ein Problem, und sie würden daran arbeiten.

Wir vermuteten, dass das Verhalten der Sachbearbeiter nicht auf mangelndes Einfühlungsvermögen oder Zeitdruck zurückzuführen ist, sondern dass es sich meist um ganz klare Vorgaben der Geschäftsleitung handelte.

Viel später lernte ich eine Dame kennen, die bei einem Rückversicherer arbeitet – also bei der »Versicherung der Versicherung«. Sie setzte uns deutlich auseinander, dass die Sachbearbeiter genau so, wie wir es erlebt hätten, mit uns umgehen müssen. Sie war persönlich tief betroffen, als ich ihr die Gedichte und Briefe meiner Aufarbeitungsphase zeigte.

Mit Tränen in den Augen sagte sie: »Wenn ich Ihren Fall auf meinen Schreibtisch bekommen würde, jetzt, wo ich Sie persönlich kenne, dann würde ich mich krank melden oder Urlaub nehmen. Ich würde das nicht bearbeiten ...«

So arbeiten die Versicherungen, und wenn sie Fehler machen, versuchen sie sich herauszuwinden, wie es Niggeloh auch tat. Er war nur geschickter als seine Assessoren ...

Weil ich das durchschaut hatte, war ich neugierig, wie sich unser Treffen weiterentwickeln würde. Auf eine gewisse Art bereitete mir das Ganze sogar Vergnügen.

Niggelohs Wut schien sich nicht in erster Linie auf den Sachbearbeiter Wuttke zu richten, sondern auf den Chef der Schadensabteilung, der dem Ganzen durch seine Unterschrift zugestimmt hatte. Vermutlich war von ihm versäumt worden, vorab eine Schweigevereinbarung von uns unterzeichnen zu lassen.

Wegen dieses Versäumnisses musste Niggeloh nun leiden. Er musste sich mit uns kleinen Leuten treffen und seine kostbare Zeit opfern, um diese dumm gelaufene Sache wieder auszubügeln. Zwei Stunden waren für diese Begegnung von Niggelohs Sekretärin angesetzt worden.

Es herrschte eine nette Gesprächsatmosphäre, für die Horst und ich sorgten, obwohl Herr Niggeloh weiter angespannt blieb.

Horst fachsimpelte mit Niggeloh, und ich unterhielt mich mit Frau Vierkotten, einer netten jungen Frau.

Endlich kam auch die Bedienung, wir bestellten Getränke und schlenderten zum Büfett, aßen und plauderten zwischendurch, bis zwei Stunden vergangen waren und wir immer noch nicht angesprochen hatten, worum es uns denn nun eigentlich ging. Ich genoss diese Situation. Wir hatten alle Zeit der Welt ...

Nach dem Kaffee hielt es Niggeloh nicht länger aus: »Kommen wir jetzt mal zum Punkt«, begann er. »Ihnen ein Schweigegeld anzubieten wäre sicher das Verkehrteste, was ich tun könnte.«

Ha! Ich hatte richtig spekuliert ...

Ich schaute ihn an. »Ja, da haben Sie Recht, Herr Niggeloh, das denke ich auch. Doch wie wäre es mit einer Spende?«

Niggeloh senkte den Kopf, kramte in seiner eleganten Aktenmappe und zog einen Prospekt hervor. Dabei verwies er auf Organisationen, die die »Expert« regelmäßig unterstützt, und zeigte uns einige Projekte in dem Versicherungsmagazin.

Ich hatte ihn sofort durchschaut: »Wir spenden für ein Kinderkrankenhaus 10.000 DM als Wiedergutmachung – und Familie Bachstein ist zufrieden!« Niggeloh spuckt sich in die Hände und feixt: »Na, Frau Vierkotten, wie haben wir das wieder hingekriegt?« Das Kinderkrankenhaus bekommt sowieso jedes Jahr 10.000 DM ...

Ich äußerte den Wunsch, ein soziales Projekt für Straßenkinder in Südamerika zu unterstützen.

Niggeloh wollte sich nicht festlegen, versprach aber, innerhalb einer Woche eine Entscheidung zu fällen, ob dieses ungewöhnliche Projekt von der »Expert« unterstützt werden würde – als Wiedergutmachung für das, was uns und der Ärztin von der »Expert« zusätzlich zur Trauer um unser Kind zugemutet wurde.

Dann fragte ich: »Und an welche Summe denken Sie da, Herr Niggeloh?«

Er erklärte ausschweifend, dass sein Unternehmen die Gelder gerecht verteile und da nur 100.000 insgesamt für Spenden zur Verfügung ständen, meinte er, na ja, 10.000 DM könne er mir wohl sicher zusagen ...

»Wenn Sie die Summe verzehnfachen, Herr Niggeloh«, sagte ich ruhig und bestimmt, »dann können wir darüber reden.«

Niggeloh fiel die Kinnlade herab. Er wurde sehr unwirsch. Alle Freundlichkeit fiel von ihm ab, er schüttelte den Kopf und betonte, dann könne er uns auch nicht mehr helfen.

Bei der Verabschiedung versuchte ich noch einmal, Niggeloh für das Projekt zu gewinnen: »Ich wünsche mir so sehr, dass aus dem Tod meiner Tochter etwas Gutes wächst. Eine Möglichkeit ist für mich Ihre Spende für diese mittellosen Straßenkinder, auch als Zeichen der Wiedergutmachung für Frau Dr. Fiedler und uns. Für ein paar Sekunden Werbung gibt Ihre Versicherung ein Vielfaches dieser Summe aus. Bitte überlegen Sie es sich noch einmal.«

Horst und ich fuhren in guter Stimmung nach Hause.

Einen Tag später verfasste ich handschriftlich einen Brief an Herrn Niggeloh, in dem ich ihm für das Gespräch dankte und ihn noch einmal bat, das Straßenkinderprojekt mit einer großzügigen Spende zu unterstützen – als ein Zeichen der Versöhnung über alle Zeiten und Grenzen hinweg.

Wenn ich diese 100.000 DM dafür erbitten könnte, wenn ich das wirklich schaffen würde – dann hatte ich etwas Gutes erreicht, und Jules Tod wäre nicht ganz so sinnlos.

Niggeloh meldete sich nicht. Nach drei Wochen nahm ich Kontakt zu seinem Büro auf.

Die Sekretärin erklärte, dass mich ihr Chef um 11 Uhr zurückrufen würde. Wieder klare Zeiten – wieder hatte ich den Eindruck, dass unser Gespräch aufgezeichnet wurde.

Niggeloh war sehr freundlich, machte aber unmissverständlich klar, dass die Versicherung nicht mehr als 10.000 DM spenden könne. Außerdem müsse diese Geldgabe unbedingt von unserem persönlichen Fall abgekoppelt werden.

Ich beendete das Gespräch mit einem Zitat Niggelohs: »Jetzt kann ich Ihnen auch nicht mehr helfen.«

Kurz darauf bat ein Fernsehsender um ein Interview mit mir, worüber ich mit Michaela Fiedler und dem Chef der Schadensabteilung der »Expert« sprach.

Als Niggeloh daraufhin versuchte, telefonisch mit mir in Kontakt zu treten, war es mir ein kleines Privatvergnügen, ihm über seine Sekretärin ausrichten zu lassen, dass ich nicht mehr bereit sei, mit ihm zu sprechen.

Ich stellte mir amüsiert vor, dass ihm so etwas bestimmt noch nie passiert war, und musste an Frau Vierkotten denken ... Nun würden die Sekretärinnen hinter vorgehaltener Hand darüber tuscheln oder sich gar lustig machen.

Zu der spektakulären Spende, wie ich sie mir gewünscht hatte, kam es leider nicht – und auch nicht zu der kleinen.

Aber die »Expert Versicherung« hatte unseren materiellen Schaden ersetzt und übernahm später einige unserer ärztlichen Behandlungskosten. Damit tat sie ihre Pflicht: nämlich für das zu haften, was ihr Versicherungsnehmer verursacht hatte.

28

Im Dezember 1999 wies mich Martin auf einen Artikel hin, den ihm ein Kollege kopiert hatte. Darin hieß es, dass Ärzte eine Anklage wegen eines Behandlungsfehlers als Trauma mit heftigen körperlichen und psychischen Auswirkungen erlebten.

Das Selbstbild des betroffenen Mediziners werde zutiefst erschüttert. Spätfolgen könnten nur durch rechtzeitiges Eingreifen eines Psychologen vermieden werden. Es wurde als positiv gewertet, wenn der Arzt den Kontakt zu den Geschädigten suche und eine menschliche Verständigung mit dem Ausdruck von Mitgefühl stattfinde. Dem ständen aber oft die Vorschriften der Arzthaftpflichtversicherungen entgegen.

Ich hatte das Gefühl, der Artikel sei nur für mich geschrieben, und sah mich zum ersten Mal in meiner Einschätzung der Situation von einem Fachmann bestätigt.

Ich schrieb einen Brief an den Autor, in dem ich ihm unsere persönlichen Erlebnisse mit Ärzten, Politikern und der Versicherung schilderte, und freute mich sehr, als kurz darauf seine Antwort kam.

Dieses Schreiben hat mich in vielen Momenten aufgebaut und mir Mut gemacht wie kaum eine andere Reaktion.

Der Psychotherapeut teilte mir mit, dass ihn die Geschichte unserer Familie, die ich ihm offen geschildert hatte, persönlich berühre, und drückte seine Anerkennung dafür aus, dass ich das Leiden der Notärztin nie außer Acht gelassen habe.

Er beschrieb eindrucksvoll und überzeugend seine Arbeit als Psychotherapeut mit Ärzten in Not und erklärte, dass es noch ein weiter Weg sei und es viele couragierte Menschen brauche, bevor sich Profitstreben und Gefühlskälte der Versicherungsfachleute im Umgang mit ärztlichen Behandlungsfehlern in menschliches Miteinander verändern können.

29

Im Februar erhielt ich wieder eine Einladung, diesmal zu einer Fernseh-Talkshow, die durch Vermittlung der Notgemeinschaft Medizingeschädigter zustande kam. Ich unterstützte diese wichtige Arbeit seit einiger Zeit.

Ich war skeptisch. Zwar kannte ich die Moderatorin dem Namen nach, aber die Sendung hatte ich noch nie gesehen.

Nachdem ich mit einem sehr netten Redakteur gesprochen hatte, ließ ich mich unter zwei Bedingungen darauf ein:

»Ich will vorher einmal als Zuschauerin in der Sendung sein, um mir das alles anzuschauen. Außerdem hätte ich gern vorab ein Gespräch mit der Moderatorin.«

Was ich da miterlebte, gefiel mir, und ich konnte mir gut vorstellen, an der Sendung über Ärztefehler teilzunehmen. Ich sagte zu.

Nur: Wie ist das für Frau Dr. Fiedler, wenn ich jetzt doch öffentlich in einer Fernsehsendung auftrete? Wie würde Dr. Adams reagieren?

Nach der ersten Anfrage eines Fernsehsenders hatte ich Dr. Fiedler angerufen und sie gefragt, wie sie dazu stehe. »Frau Bachstein, ich sage Ihnen ganz ehrlich, das überlebe ich nicht«, erwiderte sie damals sehr bedrückt.

Ich sagte aus diesem Grund die erste Sendung ab, obwohl ich die Versicherung damit »gekitzelt« habe ...

Durfte ich überhaupt öffentlich auftreten? Reichte es aus, mir einen Decknamen zuzulegen?

Mit diesen Fragen wandte ich mich an Dr. Valentin. »Das können Sie machen«, sagte er. »Die Sendung ist in Ordnung. Es gibt Schlimmeres im deutschen Fernsehen.« Er gab mir sogar noch Tipps für so einen Auftritt.

»Und was bedeutet es, wenn Dr. Adams und Frau Dr. Fiedler die Talkshow sehen?«, meinte ich.

Er dachte kurz nach. »Ich werde Dr.Adams selbst darüber informieren.«

Der Chefarzt war nicht begeistert, aber verhindern konnte er es auch nicht.

Ich entschied mich, Frau Dr. Fiedler nicht nochmals um ihr Einverständnis zu bitten. Die Klinikchefin informierte ich schriftlich. Ich wollte nicht, dass es böses Blut gibt. Schließlich ging ich nicht in diese Talkshow, um irgendwen »in die Pfanne zu hauen«, sondern ich beabsichtigte genau das Gegenteil.

In dem kurzen Gespräch vor der Sendung sagte die Moderatorin zu mir: »Mit einer Frau, wie Sie es sind, können manche Leute nicht umgehen.«

Das erinnerte mich daran, dass Karl Erwin Lange einmal gemeint hatte: »Ich weiß gar nicht, was ich mit Ihnen machen soll.«

Habe ich wirklich so ungewöhnlich reagiert? Was wäre wohl »normal« gewesen? Die Ärztin mit einer großen Skandalgeschichte an die Öffentlichkeit zu zerren? Für Dr. Adams und Verwaltungsrat Lange wäre dann alles in Butter gewesen: Die »Schuldige« war die Notärztin. Die hätten sie entlassen, und alles wäre wieder in Ordnung. Das System, die Struktur wären nicht infrage gestellt worden. Ein Arzt mehr oder weniger – wen hätte das schon interessiert? Und was hätte ich damit erreicht?

Zu der Talkshow waren noch drei weitere von ärztlichen Kunstfehlern betroffene Patienten sowie zwei Experten eingeladen.

Alle Talkshowgäste hatten erlebt, dass das Versagen der Ärzte in der jeweiligen Situation geleugnet wurde.

Ich war die Einzige, die persönlichen Kontakt zu der Ärztin aufgenommen hatte. Vermutlich war ich deshalb eingeladen worden. Eine Talkshow lebt von Gegensätzen. Wenn alle das Gleiche sagen, wird es langweilig.

Ich hatte mich gut vorbereitet und würde mich in dem TV-Gespräch nicht aufs Glatteis ziehen lassen. Ich wusste, was ich wollte. Der Moderatorin und der Situation in dem Studio fühlte ich mich gewachsen.

Ich war ganz auf der Wellenlänge mit den beiden Experten, da ich mich immer bemüht habe, keine Feindbilder aufzubauen. Der Medizinfachmann erläuterte, dass ein Arzt nicht zugeben dürfe, dass ihm ein Fehler unterlaufen sei. Die Versicherung untersage ihm in den Verträgen, von seiner Schuld oder seinem Fehler zu sprechen, sonst verliere er seinen Versicherungsschutz.

Die Moderatorin hakte nach: »Dem Arzt wird also untersagt, ›menschlich‹ zu sein?«

Der Chirurg meinte daraufhin, der Arzt dürfe zwar die Situation schildern, die zu dem Fehler geführt habe, aber er dürfe niemals dem Geschädigten gegenüber ein Schuldeingeständnis abgeben.

An dieser Stelle schaltete sich der zweite Experte, ein Jurist und auf Arzthaftungsrecht spezialisierter Anwalt, ein. Es sei zwar korrekt, dass ein Arzt kein Schuldeingeständnis geben dürfe, aber es sei ein Ammenmärchen, das immer wieder kolportiert werde, sowohl von Versicherungsseite als auch von Medizinern, dass Ärzte gar nichts sagen dürfen. Ein Arzt, der für einen Patienten tätig werde – das gelte auch für Notärzte –, habe einen Vertrag mit diesem geschlossen und sei deshalb zur Auskunft verpflichtet. Er müsse offenlegen, wann, wo, wie und was er gemacht habe! Weigere sich ein Arzt, Auskunft zu erteilen, weil er vielleicht von seiner Versicherung verunsichert werde, so könne er auf Auskunft verklagt werden.

Weiter erklärte der Anwalt, dass die normal übliche Anwaltsausbildung bei der Klage wegen eines Arztfehlers nicht ausreiche. Dann verwies der Jurist auf Patientenberatungsstellen, die es in allen großen Städten gibt. Klug sei, nach einem Behandlungsfehler von Anfang an taktisch geschickt vorzugehen und nach Zeugen zu suchen.

In dem Buch »Nachoperation – Noteingriff zur Korrektur eines patientenfeindlichen Gesundheitssystems« von Professor Hackethal las ich Ähnliches (Gustav *Lübbe Verlag, Bergisch Gladbach 1995).* Darin zitiert er aus den Allgemeinen Versicherungsbedingungen für die Haftpflichtversicherung (AHB): »Der Versicherungsnehmer ist nicht berechtigt, ohne vorherige Zustimmung des Versicherers einen Haftpflichtanspruch ganz oder zum Teil vergleichsweise anzuerkennen oder zu befriedigen.«

Professor Hackethal kommentiert: »Fast möchte ich sagen: Bangemachen gilt nicht. Denn ich kann mir nicht denken, dass die Versicherung nicht bezahlen muss, wenn der Chirurg zugibt, das falsche Bein amputiert zu haben. Wenn er also eine der wichtigsten Patienten-Arzt-Vertrauensgrundlagen beherzigt: wahrhaftig und redlich zu sein.«

Endlich war ich an der Reihe. Ich schilderte, wie Jule gestorben war. Mir war wichtig zu sagen, dass ich Ärzte, denen Fehler unterlaufen, nicht für »Pfuscher« halte. »Ärzte sind in erster Linie Menschen, aber auch ausgebildete Fachleute.«

Wenn ein Fehler passiert sei, müsse man sich ihn anschauen können: Was ist hier passiert, und was kann man daraus lernen?

Damit war ich auf der Linie des Medizinfachmanns, der auch das medizinische Qualitätsmanagement ansprach. Gerade durch Fehlermanagement könnten weitere oder ähnliche Fehler zukünftig eher vermieden werden.

Ich hob die Rolle des Hubschraubernotarztes hervor, der den Satz »eine Krähe hackt der anderen kein Auge aus« widerlegte.

Dann brachte ich noch die Versicherung zur Sprache, die im Arzt-Patientenverhältnis eine so entscheidende Rolle spiele. Noch einmal betonte ich, dass die psychische Belastung durch die Arbeitsweise dieser Unternehmen enorm sei und dass dieses System dringend einer Änderung bedürfe.

Die kurze Sendezeit für mich war um, obwohl mir noch so viel auf dem Herzen lag.

Durch diese Fernsehsendung bekam ich Kontakt zu einem Notarzt. Seine Frau hatte die Sendung gesehen und ihm davon berichtet. Mein Auftritt hatte sie so bewegt, dass sie ihrem Mann davon erzählte.

Ich führte einige intensive Gespräche mit diesem jungen, engagierten Arzt, in denen er mir seine Sicht der Dinge vermittelte. Seiner Meinung nach könne man nach den 25 Intubationen, die jeder Notarzt in Deutschland nachzuweisen habe, noch nicht sicher intubieren. Das Üben an einer Puppe sei auch nicht das Wahre. Gerade bei Intubationen sei die Fehlerquote sehr hoch. In Amerika gäbe es darüber erschreckende Zahlen ...

Auch ihm ging es um die Verbesserung der Notarztausbildung.

Das freute mich, denn für meinen Mann und mich ist es eine große Hilfe zu wissen, dass es Ärzte gibt, die aus Behandlungsfehlern lernen wollen, damit sich ein derartiger Fehler, wie er bei unserer Tochter geschah, möglichst nicht wiederholt.

Ich schlug ihm vor, bei der Ausbildung von Notärzten darauf hinzuweisen, welche äußerst schwierigen Belastungen für beide Seiten – Ärzte und Geschädigte – durch Lügen und Vertuschen zusätzlich entstehen.

Meiner Meinung nach müsste die theoretische Auseinandersetzung mit dem Tabuthema »ärztlicher Behandlungsfehler« für Mediziner während der Ausbildungszeit intensiv behandelt werden. Dann hätten auch junge Ärzte mehr »Spielraum«, wenn es tatsächlich zu einem Behandlungsfehler kommt.

Die heutige Praxis schilderte mir ein junger »Aipler« (Arzt im Praktikum) so: »Ich musste einen alten Mann intubieren und hatte nicht bemerkt, dass der Beatmungsschlauch in der Speiseröhre lag. Ein Kollege bemerkte das sofort, und wir konnten den Fehler schnell korrigieren. Mir war danach ganz elend zumute. Der Mann hätte durch meine Hand sterben können ... Zum Glück war alles gut gegangen. Dieses Ereignis ging mir so nach, dass ich offen und ehrlich mit meinem Professor darüber sprach. Seine Antwort: Junger Kollege, merken Sie sich eins – nicht ›falsch intubiert‹, sondern ›intubiert unter erschwerten Bedingungen‹ nennt man das.«

30

Im Mai 2000 schrieb ich einen Brief an Michaela Fiedler – nur für mich selbst. Ich schickte ihn nicht ab.

Sehr geehrte Frau Dr. Fiedler,

heute fiel mir Ihr Brief wieder in die Hände. Damals war ich nicht in der Lage, darauf zu antworten. Dass Sie uns überhaupt geschrieben haben, fand ich mutig und für uns hilfreich.

Der Zeitpunkt für einen derartigen Brief, fast zwei Jahre nach Jules Tod, war viel zu spät. Mein Mann stand zum damaligen Zeitpunkt kurz davor, einen Zivilprozess gegen Sie einzuleiten, weil Ihre Versicherung nicht einmal bereit war, den gesamten materiellen Schaden zu übernehmen.

Für uns war es wichtig zu wissen, dass Sie keinen Einfluss auf Ihre eigene Versicherung nehmen konnten. Für meinen Geschmack ist das eine unglaublich menschenverachtende Tatsache, denn Sie sind doch die Kundin dieses Unternehmens, die monatlich viel Geld für ihre Haftpflichtversicherung zahlt!

Mir hat das Wissen geholfen, dass Sie grundsätzlich bereit waren, eine hohe Geldsumme aus eigener Tasche zu übernehmen. Sie haben damit ein Stück

Verantwortung für das Geschehene übernommen. Mich erbost immer noch, was die »Expert« mit Ihnen und mit uns gemacht hat.

Die Arroganz, mit der Ihr Geld abgewiesen wurde – »Lassen Sie diese Leute ruhig klagen!«, – und die Unverfrorenheit, mit der dieses Geld später doch von Ihnen eingefordert wurde, ist haarsträubend.

Dadurch, dass wir immer wieder Kontakt hatten, konnten wir beide für uns und unsere Familien noch Schlimmeres verhindern.

Ihr Brief hat mir gezeigt, wie traurig Sie im Tiefsten Ihres Herzens sind. Ehrlich, ich habe nie etwas anderes vermutet. Es wäre gut gewesen, wenn wir das von Anfang an aus Ihrem Mund gehört hätten.

Mein Mann und meine Söhne hatten große Zweifel, Ihnen diesen Brief abzunehmen – schon allein wegen der anstehenden Zivilklage gegen Sie. Es war durch Ihr Leugnen und Ihr Schweigen ein falsches Bild von Ihnen entstanden: »Der macht das doch alles nichts aus, die versucht, sich herauszureden, die ist total abgebrüht ...«

Ich habe Sie persönlich nie verachtet oder gehasst, weil Ihnen der tragische Behandlungsfehler passiert ist, sondern weil das alles nicht wahr sein durfte.

Sie haben Recht, es ist furchtbar für uns ohne unsere Jule. Ich hätte nie gedacht, dass ich den Tod eines meiner Kinder auch nur einen Tag überleben würde ...

Mittlerweile sind es schon vier Jahre – und ich lebe. Weil ich meine Trauer nicht unterdrückt habe, weil ich psychologische Hilfe gesucht habe, weil ich unser Kind loslassen konnte in die unsichtbare, für mich bessere Welt, und weil ich mich gewehrt habe gegen all die Unmenschlichkeit?

Ich glaube, es ist jetzt an der Zeit, dass ich Sie »loslasse«.

Meine Telefonanrufe waren immer schwer zu ertragen für Sie. Das habe ich jedes Mal schmerzhaft gespürt. Mir dagegen war es wichtig zu hören, wie es Ihnen mit all meinen Aktionen ergeht. Ich habe auch für Sie und für Ärzte im Allgemeinen gekämpft. Auf eine Unterstützung von Ihnen in Bezug auf meine Auseinandersetzung mit Ihrer Haftpflichtversicherung konnte ich nicht hoffen. Zu groß waren Ihre Ängste und auch Ihre Resignation. Das habe ich verstanden. Für Sie stand sehr viel auf dem Spiel.

Mir geht es grundsätzlich um eine Verbesserung des Arzt/Patientenverhältnisses. Durch Offenheit, Ehrlichkeit und das Bemühen um gegenseitiges Verständnis könnte im Vorfeld sehr viel Not gelindert werden, wenn ein Behandlungsfehler vorliegt. Für beide Seiten.

Ein Kollege von Ihnen sagte einmal zu mir: »Wissen Sie, wir Ärzte sind es nicht gewöhnt, dass Patienten es gut mit uns meinen. Wenn alles gut geht, ja – aber was ist, wenn der gewünschte Erfolg ausbleibt?«

Welcher Arzt kann und will seine Not nach einem Behandlungsfehler schon nach außen zeigen? Bereits das scheint für viele wie ein Schuldeingeständnis zu sein. Leugnen, verdrängen und still vor sich hin leiden mutet da als der einfachere Weg an.

Am liebsten würde ich Ihnen einen Aufsatz eines Psychotherapeuten schicken, der mit Ärzten arbeitet, denen ein Behandlungsfehler unterlief. Dieser Mann weiß um die große Not betroffener Ärzte, die meist unzureichende oder gar keine Hilfe in Bezug auf die eigene psychische Aufarbeitung des Geschehenen erfahren. Doch es ist nicht meine Aufgabe, Ihnen Ratschläge zu erteilen.

Meinem Mann hat es geholfen, Sie einmal in einem persönlichen Gespräch kennen zu lernen.

Ebenso war es für unseren älteren Sohn hilfreich, dass er sich von Ihnen im Krankenhaus behandeln ließ. Sie hatten Dienst in der Ambulanz. Wir hätten einen anderen Arzt verlangen können ... Besorgt schaute ich auf Marvin, aber er ließ sich von Ihnen untersuchen, und auch ich hatte keine Angst. Wir haben nicht viel miteinander gesprochen. Zum Abschied drückte ich Ihre Hand ganz fest. Ich glaube, Sie haben diese Geste der Ermutigung verstanden. Für mich war es auch ein Loslassen.

Sie gehen Ihren Weg, ich gehe meinen Weg.

Unser Sohn sagte nach dieser Begegnung: »Ich hatte ein ganz anderes Gesicht in Erinnerung.«

Ich glaube, dass die Phantasien und Gedanken, die sich jeder der Beteiligten macht, oft zusätzlich belasten, an der Wirklichkeit vorbeigehen und wenig hilfreich sind.

Liebe Frau Dr. Fiedler, ich weiß nicht, ob es für Sie eine Hilfe ist, wenn Sie wissen, dass wir trotz allem auch immer noch lachen können. Es auch nie gänzlich verlernt haben. Das eine schloss das andere für mich nie aus.

Ich glaube, dass sie durch das, was geschehen ist, eine bessere Ärztin werden können, wenn Sie nicht verdrängen, sondern den tiefen Schmerz zulassen. Dadurch, dass Sie selbst so viel erlitten haben, können Sie sicher auch Ihren Patienten eine hilfreichere Ärztin sein. Eine Frau, die ein offenes Ohr für die Ängste und Nöte ihrer Mitmenschen hat, neben aller fachlichen Kompetenz, die Sie als Internistin bereits erworben haben.

Gut finde ich, dass Sie eine Schulung zwecks Intubieren bei Kindern mitgemacht haben.

Sie sind in meinen Augen kein mitgefühlloser, charakterloser oder schlechter Mensch, ich sehe Sie auch nicht als solchen an – und habe das nie getan.

Ich werde mich wohl neben meiner Arbeit weiterhin für ein gutes Arzt/Patientenverhältnis einsetzen, nachdem ich die große Not Medizingeschädigter selber durchlitten habe und weiß, dass wir leider kein Einzelfall sind. Die Not eines Arztes, dem ein Behandlungsfehler unterlief, habe ich ansatzweise durch unsere Gespräche miterlebt und durch meine Auseinandersetzung mit Ihrer Arzthaftpflichtversicherung, die Ihnen in der vielleicht größten Krise Ihres Lebens kaum hilfreich zur Seite stand. Ich hoffe, dass durch die Veröffentlichung meines Buches, das ich gern mit Ihnen gemeinsam geschrieben hätte, auf diesem Gebiet Veränderungen möglich werden.

Liebe Frau Fiedler, ich bin sicher, dass es Jule gut geht und dass sie will, dass es uns und auch Ihnen gut geht.

Für mich ist das ein großer Trost.

Bitte, verzeihen Sie sich selbst.

Ich habe es getan.

31

Ich sehnte mich nach dem Meer. Ich wollte an die Nordsee, auf die kleine Insel Juist ...

Nach dem Kräfteverschleiß der letzten Jahre und Monate brauchte ich Ruhe und Besinnung auf mich selbst.

In dem Haus des Müttergenesungswerkes, für das ich mich entschieden hatte, gab es ein schönes nostalgisches Zimmer. Von dem Schreibtisch aus hatte ich einen herrlichen Blick aufs Wattenmeer – eine traumhafte Aussicht. Wenn die Flut kam, drang das Wasser bis fast ans Haus. Das Kommen und Gehen von Ebbe und Flut hatte eine heilende und beruhigende Wirkung auf meine Seele. Der uralte Gezeiten-Rhythmus ist für mich wie ein Lebens-Ritual.

Dort hatte ich Muße, mich auf das Schreiben zu konzentrieren. Ich hatte mir vorgenommen, nun endlich das Buch zu schreiben – über die vergangenen vier Jahre. Mich selbst erstaunte es sehr, dass das Erste, was ich zu Papier brachte, etwas Lyrisches war. Es sprudelte einfach aus mir heraus. Für mich ist es wie eine Zusammenfassung meines »Trauerweges«.

Mein Weg ins Blaue

Ich frage niemanden nach meinem Weg.
Ich folge dem Wegweiser in meinem Herzen.
Auf meinen inneren Kompass ist Verlass.

Ich benötige weder Landkarten noch Ratschläge.
Meine Reise braucht Zeit. Viel Zeit. Ich lasse mir Zeit.
Ich höre nicht auf die, die es schneller schafften.
Ich vertraue meinem eigenen Rhythmus.
Ich nehme an keiner Olympiade teil.
Mein Weg ist einmalig.
Ich allein gehe ihn.
Ich gehe allein.

Ich bin ganz Ohr – ich höre ...

Ich horche auf das Werben des Windes,
lausche seinen Weisheiten.
Ich vertraue seiner Kraft.
Der Wind trägt mich, verleiht mir Flügel.
Ich werfe Ballast ab, beschwere mich nicht,
werde leicht und leichter. Ich erhebe mich!
Ich achte auf die Gesetze der Natur.
Ich kämpfe nicht gegen sie. Ich achte sie.
Sie sind gegeben, wie Ebbe und Flut.
Ich versuche nicht bei Ebbe hinaus zu segeln.
Ich akzeptiere die Ebbe, wenn sie da ist,
durchwandere die flutlose Zeit.
»alles hat seine Zeit ...«
Wenn die Zeit erfüllt ist, sind die Schleusen weit geöffnet.
Ich öffne meine Augen und entdecke das Geheimnis.

Ich bin ganz Auge – ich sehe ...

Ich sehe die herbe Schönheit des Meeresbodens.
Ich gehe in die Tiefe – hinein.

Weiter, weiter, bis in die Unendlichkeit.
Ich gehe bis an meine Grenze,
und einen Schritt weiter.
Ich gehe so weit ich kann.
Ich lasse los. Die Erde trägt mich.
Ich entblöße mich in der Einsamkeit.
Ich lasse mich fallen
in den blauschwarzen Meeresschlamm.
Ich verberge mich nicht
ich zeige mich, ich setze mich aus.
Ich lasse den tiefen Schmerz zu.

Ich bin ganz Schmerz – ich weine ...

Ich wage es!
Ich bedecke meine nackte Haut mit Schlick.
Ich wälze mich in seinen schlammigen Armen.
Ich gebe mich dem Schmerz hin.
Ich lasse meine Wunden berühren
von seiner heilenden Kraft.
Mutig ziehe ich mein schwarzes Trauerkleid an.
Ich schäme mich nicht.
Mein Schreien in der Einsamkeit
des freigelegten Meeresbodens
ist der Anfang meiner Befreiung.

Ich bin ganz Schrei – ich schreie ...

Ich schreie und klage, so laut ich es vermag.
Ich brülle meinen Schmerz aus mir heraus.
Ich schreie so laut, dass es jeder hören kann.

Ich kann nicht mehr glauben,
dass das Wasser jemals wieder kommt.
Vertrocknete Erde.
Überall.
Ich bin am Tiefpunkt angelangt.
Die Erde ist vertrocknet.
Kein Wasser, weit und breit.
Ich sehe nichts, ich höre nichts, ich fühle nichts.
Ich kann nicht mehr, ich will nicht mehr.
Meine Seele ist müde.
Ich will aufgeben, mich hinlegen und sterben.
Dennoch schleppe ich mich weiter, der Sonne entgegen.
Die feuchte dunkle Erde trocknet
auf meiner nackten Haut.
Mit jedem Schritt, den ich gehe,
wird der dunkle Ton heller.
Ich gehe weiter, weiter, bis ich tanzen kann in der Tiefe.

Ich bin ganz Tanz – ich tanze ...

In der Tiefe des Wattenmeeres tanze ich,
tanze, bis die Flut kommt.
Die Flut setzt ein
nachdem die Ebbe den tiefsten Punkt erreicht hat.
Die Flut kommt immer, nichts ist sicherer als das.
Seit ewigen Zeiten folgt auf Ebbe die Flut.
Ich vertraue dem Spiel der Gezeiten!
Ich glaube!
Das Ende der Ebbe ist der Anfang der Flut.
Ich gehe bis an ihr Ende und höre ihre große Stille.
Im Zentrum des Schreckens ist es still.

Ich bin ganz Stille – ich bin still ...

In der Stille setzt die Flut ein.
Die Wasser suchen heimlich ihren Weg.
Kaum sichtbar, füllen sich die ausgetrockneten
Meeresadern mit kostbarem Lebenswasser.
Die Priele laufen voll, reißenden Gebirgsflüssen gleich.
Die herbeigesehnte Flutfülle
strömt durch die wundersamen Verästelungen.
Impulsive Lebenskraft.
Die Flut kommt!
Ich gehe ihr entgegen und
lasse mein schwarzes Kleid abwaschen,
von jeder Welle, die mich erfasst.
Ich überlasse mich dem Element.
Die Meeresmutter wiegt mich
in jeder ihrer goldenen Wellen.
Sie umarmt mich. Sie tröstet mich. Sie trägt mich.
Ich treibe dahin und genieße
ihre Leben spendende Kraft.
Ich tauche ein in die überschäumende Flut
ihrer Zärtlichkeit.
Tausend Wasserkinder spielen mit meinen Haaren.
Ich tauche hinunter in Neptuns Reich,
in die Wunder der Wasserwelten.
Ich reihe mich ein in den Tanz
der verspielten Meerjungfrauen.
Ich erwache zu blauem Leben.

Ich bin ganz Leben – ich lebe ...

Ich befreie mich vom letzten schwarzen Trauersand.
Er behindert mich auf meinem Weg ins Blaue.
Ich will wieder frei atmen.
Ich reibe kräftig alle dunklen Reste weg.
Trauerfarbe ist hartnäckig. Sie setzt sich fest.
Ich dulde keine Rückstände.
Meine Beine träumen, dass sie wieder unbeschwert
in lustigen Ringelstrümpfen tanzen.

Ich bin ganz Traum – ich träume ...

Ich steige in einem blauen Taufkleid aus dem Meer.
Getröstet.
Dem Leben zurückgegeben.
In mir schlummert, tief verborgen, seit Urzeiten
die Farbe der Stärke, der Liebe und der Schönheit:
Königsblau!
Blau verzaubert.
Mein blaues Kleid wirkt Wunder.
Ich löse die schwere Ankerkette
in der Tiefe meines Seins.
Mein Lebensschiff nimmt Fahrt auf,
die blauen Segel sind gebläht.
Frei wie ein Vogel im Wind schwebe ich dahin.
Ich bin angekommen, um weiterzukommen.

32

Ich erhoffte mir, während des Aufenthalts auf Juist, meinen eigenen Stand auszuloten und deshalb noch einige psychologische Gespräche zu führen: Wo stehe ich, habe ich meine Trauer verarbeitet? Was brauche ich noch?

Es wäre Jules elfter Geburtstag gewesen, der 10. September, als ich auf der Insel eintraf.

Blauer Himmel, weiße Wolken, Wind. Willkommen!

Ich lieh mir ein Fahrrad und fuhr ins Blaue. Herrliche Einsamkeit, unendliche Weite der vorgelagerten Sandbank.

Ich holte tief Luft, zog mich splitternackt aus und badete in einem strömenden Priel – nur die Seehunde auf der gegenüberliegenden Sandbank lugten herüber.

Abends fuhr ich ins Dorf, wo ich ein gutes Restaurant fand, das für mich einen Tisch nach draußen stellte. Ich wollte unbedingt den Blick aufs Meer haben und bei einem Glas Wein den Sonnenuntergang genießen.

Wie eine Abenteurerin erforschte ich die Insel, fuhr an die entlegensten Orte, ging am kilometerlangen Sandstrand entlang.

An einem Tag überraschte mich ein Platzregen. Ich war bis zur Spitze der vorgelagerten Sandbank gelaufen, ungefähr vier Kilometer. Jetzt, im Herbst, traf man kaum noch Kurgäste.

Ich ließ mich nass regnen, mir blieb gar nichts anderes

übrig. In Sekunden war ich durchnässt bis auf die Haut. Dafür stand ich in der zauberhaftesten blaufarbenen Himmellandschaft, die man sich denken kann. Töwerland – Zauberland Juist!

Die prallgefüllten schweren Regentropfen ließen den trockenen Dünensand aufspritzen. Der böige Wind trieb große dunkelblaue Wolkenfetzen über das aufgepeitschte Meer. Die Sandbank verwandelte sich vor meinen Augen im blaugrauen Nebel in eine unheimliche Wüstenlandschaft. Die ganze Insel war eingetaucht in blau.

Ich bekam es mit der Angst zu tun. Eine sonderbare Stimmung ließ mich so schnell ich konnte zurückrennen. Die Wellen wirkten bedrohlich: Weiße Gischt sprühte überall auf. So überraschend wie der Wolkenbruch gekommen war, riss der Himmel wieder auf. Es regnete in sanften Fäden weiter, und ich genoss diese einzigartige Landschaft in vollen Zügen: Die Sonne eroberte die Welt zurück und beschenkte mich mit einem doppelten Regenbogen. Wie ein Gruß des Himmels spannte sich dieses »bunte Springseil« über die helle Sandbank und tauchte nicht weit von mir ins Meer.

Im Rahmen der Müttergenesungskur lag der Schwerpunkt leider nicht auf psychologischer Beratung. Doch nach mehrfachem Nachfragen erreichte ich, dass ich in der letzten Woche eine geschulte Gesprächspartnerin bekam, die mir dann sehr weiterhalf.

Ansonsten gab es eine Menge sportliche Angebote, die ich alle mitmachte. Durch Massagen und Sprudelbäder ließ ich mich verwöhnen. Körper, Seele und Geist hatten es nötig. Ich begann, mich zu erholen, und auch zu Hause kamen »meine drei Männer« gut klar.

Meistens zog ich in der freien Zeit mit meinem Fahrrad los, ein Buch im Gepäck, und legte mich irgendwo in die Dünen – ein herrliches Gefühl!

Ich besuchte Konzerte, ging ins Kino, und einmal tanzte ich mit Anja, meiner Tischnachbarin vom Speisesaal, in einer Diskothek die ganze Nacht durch.

Ich tanze sehr gerne, dabei kann ich auch etwas »abtanzen«, etwas herauslassen ...

Abends saß ich im Restaurant des Kurhotels unter einer gigantischen Glaskuppel und ließ es mir gut gehen. Da die Saison zu Ende ging, war ich allein und hatte einen herrlichen Rund-um-Blick auf das Meer mit seiner Brandung, auf die hellen Sanddünen und Richtung Festland auf das blau-schwarze Watt. Während ich mich wie eine Königin von dem Kellner bedienen ließ, schaute ich mit großem Genuss über das Wattenmeer, durch das sich, von der Abendsonne verwandelt, silberne Wasserstraßen schlängelten. Als der Leuchtturm mir immer wieder einen »Gute-Nacht-Kuss« schenkte, erhob ich mich und ließ mich vom Nord-West-Wind nach Hause begleiten.

Einmal in der Woche hielt der Inselpastor eine Andacht im Kurhaus, an der ich teilnahm. Er brachte eine Gitarre mit und gestaltete diese Stunde ganz unkonventionell.

Meist stellte er zunächst einen Bibeltext vor und gab den anwesenden Frauen am Ende Gelegenheit, über den Text zu sprechen und eigene Erfahrungen mit Gott in diesem Zusammenhang weiterzugeben.

Eine junge Frau erzählte, dass ihr Kind beinahe gestorben wäre. Es war vom Baum gefallen, und sie hielt das verletzte Kind im Arm und rief verzweifelt nach ihrem Mann. »Ich glaube, wir müssen Johanna jetzt Gott anbefehlen«, sagte sie zu ihm. Uns Frauen schilderte sie sehr eindringlich, wie sie ihre Tochter in Gottes Hände legte.

Das Kind überlebte.

Als sie diese dramatische Geschichte erzählte und man in dem Andachtsraum eine Stecknadel hätte fallen hören, drehte sich alles in mir. Mir ging es unerträglich schlecht bei dem Gedanken, dass Gott dort eingeschritten ist. Warum nicht bei uns? Zur kleinen Johanna hatte Gott einen Schutzengel geschickt, nicht aber zu Jule ...

Ich versuchte die Fassung zu bewahren, als ich sagte: »Meine Tochter ist gestorben ... durch einen Arztfehler.«

Dann begann ich zu weinen und war zu keinem Wort mehr fähig. Ich rannte hinaus.

Die Frau folgte mir, wollte mich in den Arm nehmen und versuchte, mich zu trösten. Das konnte ich nicht ertragen. »Bitte, lass mich allein. Ich will das jetzt nicht«, erklärte ich und fühlte mich gleichzeitig furchtbar einsam und unverstanden.

Der Pastor packte gerade seine Gitarre in den Instrumentenkoffer, als ich einige Zeit später in den Andachtsraum schaute. »Haben Sie vielleicht Zeit für ein Gespräch?«, fragte ich.

»Ja, gerne«, stimmte er sofort zu und war auch einverstanden, dass wir uns ins »Nostalgie-Zimmer« setzten.

Ein kleiner Raum mit alten handgeschnitzten Fischermöbeln aus dunkel gebeiztem Eichenholz. Besonders schön fand ich den quadratischen Bauerntisch, wie er in den reetgedeckten Katen der ostfriesischen Bauern und Fischer noch heute zu finden ist. Der Tisch stand an einem großen hellen Fenster.

Zwei gemütliche Ohrensessel mit Schnitzereien, zwei Hocker und eine handgestrickte Fleckerldecke rundeten das Ganze ab.

Das war mein Platz! Wenn ich allein hier saß, machte ich es mir gemütlich: eine Tasse Ostfriesentee, dazu Kluntjes und Sahne, wie es sich gehört. Cyclamrote Apfelrosen auf dem Tisch, eine Kerze und zahlreiches Strandgut. Meine Tagesausbeute bestand aus Wellhornschnecken, Austernschalen, blauen Muscheln in unterschiedlichen Schattierungen, Farben und Formen, kunstvoll ausgebreitet an einem Ende des Tisches.

Wir setzten uns. Elly Heuss-Knapp, die Gründerin des Müttergenesungswerkes, lächelte mild auf uns herab. Das Schwarz-Weiß-Foto wurde von einer gemütlichen Stehlampe in sanftes Licht getaucht.

Der Pastor war ein lockerer Typ, kein bisschen pastoral. Seine Sprache veränderte sich auch bei einer Sonntagspredigt in der kleinen Inselkirche nicht, was mir imponierte.

Er hörte sich alles an, was mir auf dem Herzen lag, meine Trauer um Jule, meinen Kampf um Gerechtigkeit und Ehrlichkeit.

Am Ende sagte er: »Sie haben so viele Gespräche mit Ärzten und Direktoren geführt, so viele Briefe an Sachbearbeiter und Ämter geschrieben – wie wäre es, wenn Sie einen Brief an Gott schreiben?«

Damit konnte ich zuerst gar nichts anfangen.

Ich meinte: »Gott weiß sowieso alles, warum soll ich ihm schreiben?«

Der Pastor antwortete nicht auf diese rhetorische Frage. Er will bestimmt nur, dass ich mich mit mir selber und mit den letzten Jahren noch einmal gründlich auseinandersetze, dachte ich. Doch das hatte ich bereits über alle Maßen getan, sagte ich mir und ließ es vorerst auf sich beruhen.

Es war der vorletzte Tag meines Inseldaseins. Ich saß

im Nostalgie-Zimmer und schrieb einen Brief, und vielleicht ist das heute der Brief, der mir am meisten bedeutet.

Gott,
der Inselpastor hier auf Juist hat mich auf die Idee gebracht, Dir zu schreiben. Ehrlich, das fällt mir schwer, da Du eh schon alles weißt. Wahrscheinlich ist der Vorschlag ein »Trick«, um mich mit mir selber auseinander zu setzen. Ist ja auch egal.

Unsere kleine Tochter ist bei Dir gut aufgehoben. Das glaube ich.

Du warst da, bei ihr und bei uns, als es geschah.

Ich glaube nicht, dass Du Jules Tod »gewollt« hast. Wenn Du aktiv dazu beigetragen hättest, dass sie an meinem 46. Geburtstag mit nur sieben Jahren durch einen Arztfehler stirbt, würde ich nie wieder auch nur ein Wort mit Dir sprechen. Es gibt Menschen, die trauen Dir solche Grausamkeiten zu. Sie sagen: »Das ist Gottes Wille.«

Vielleicht haben sie einen anderen Gott? Warum solltest Du das wollen, dass wir vier Zurückgebliebenen einen solchen Schmerz erleiden müssen? Wie sehr haben wir unsere Kleine geliebt!

Warum solltest Du die Ärztin sozusagen als »Werkzeug« benutzen, damit sie stirbt?

Womit sollte die Ärztin das verdient haben?

Es sterben so viele Menschen durch Erdbeben, Flugzeugabstürze, Kriege ...

Das erzählt mir keiner, dass Du das eingefädelt hättest.

Als ich unser Kind tot dort liegen sah, wusste ich, dass sie jetzt bei Dir ist.

Sie sah überirdisch schön aus.

Glücklich.

Heilig.

Entrückt.

Ich wollte sie nicht zurück, ich konnte sie zu Dir hin loslassen. Du weißt, was ich meine.

Sollte mir jemals zu Ohren kommen, dass Du nicht gut für sie sorgst, weiß ich nicht, was ich mit Dir mache.

Bis jetzt habe ich mich nicht von Dir verlassen gefühlt. So schwer alles war und immer noch ist. Du trägst mich auf geheimnisvolle Weise.

Dort in der Klinik lag nur noch der tote Körper, von dem ich mich verabschiedet habe.

Ich glaube, ich hätte die Vorstellung einer Obduktion nicht ertragen, wenn ich nicht gewusst hätte, dass sie bei Dir in Sicherheit ist.

Gott, ich will Dich nicht überstrapazieren.

Du kannst und willst Dich gewiss nicht um alles kümmern.

Obwohl ich mich schon frage, wo Jules Schutzengel war.

Wenn er schon nicht aufgepasst hat, dass sie beim Spielen nicht auf die Straße läuft, hätte er da nicht wenigstens bei dem Autofahrer auf die Bremse treten können?

Aber nicht genug damit. Er hat auch die tödliche Gefahr, den Arztfehler nicht verhindert.

Der Engel hätte wirklich genügend Zeit gehabt.

Hätte er nicht der Ärztin oder den Sanitätern den Gedanken an einen »Behandlungsfehler« eingeben können?

Was machen Schutzengel sonst? Sind sie nicht dazu da, uns zu beschützen?

Jedenfalls sind das meine irdischen Vorstellungen. Wo war er, ihr Schutzengel?

Hat er geschlafen, oder gibt es keine speziellen Engel für derart menschliche Angelegenheiten?

Gott, je länger ich lebe, desto mehr Fragen tauchen auf.

Du kümmerst dich anscheinend nicht um alles hier auf der Erde.

Willst du nicht, oder kannst Du nicht?

Ich nehme an, dass Du uns Menschen so ausgestattet hast, dass wir alleine zurechtkommen können.

Vieles verschulden wir selber.

Gott, ich will das nicht Dir in die Schuhe schieben.

Gerade nach Jules Tod habe ich viel Unmenschliches erlebt.

Ich wäre ja verrückt, wenn ich glauben würde, das hättest Du uns noch zusätzlich aufgebürdet. Nein, ich glaube nicht an einen grausamen Gott.

Soll das glauben, wer will!

Für mich kommt es darauf an, was ich jetzt mit dieser Situation mache, nachdem mein Kind tot ist. Du weißt, ich will, dass aus ihrem Tod etwas Gutes wachsen kann.

Bei der Abschiedsfeier von Jule hat der Pastor das Wort gewählt vom Weizenkorn, das in die Erde fällt, stirbt und viel Frucht bringt.

Für mich selbst sind aus dem Tod unseres Kindes schon viele gute Früchte gewachsen. Ich glaube auch, dass ich selber etwas dazu tun kann, dass nicht noch mehr Leid durch ihren Tod geschieht.

Ich wünsche mir, zu ermöglichen, dass die Ärztin lernt, »damit« zu leben und nicht an ihrer »Schuld« kaputtgeht. Das steht aber nicht in meiner Macht. Was ich tun konnte, habe ich getan und tue es immer noch.

Gott, hat das etwas mit dir zu tun, dass ich der Ärztin, die mein Kind getötet hat, die Hand geben konnte?

Dass mir ihr Schmerz nicht egal ist?

Dass ich den Mut, die Stärke, die Kraft aufbringe, mich denen entgegenzustellen, die aus finanziellen und eigennützigen Motiven heraus leugnen, dass das Schreckliche geschehen ist?

Dass ich stärker geworden bin, als ich jemals war?

Ja, das Leben ist schön. Trotz allem!

Du Gott bist schön. Dieser Satz von Jule hat etwas zutiefst Tröstliches für mich. Wer schön ist, kann in meinen Augen nicht grausam sein. Liebe und Schönheit sind Geschwister. Für mich ist »Jules Satz« ein kostbares Geschenk.

Ein Gebet!

Wie kann ein 7-jähriges kleines Mädchen etwas derart Kunst-Volles aufschreiben?

»DU bist schön, und die Wolken sind blau.« Jule, 7 Jahre – so stand es auf einem Blatt Papier, verziert mit einer kleinen Zeichnung.

Blaue Wolken gibt es hier auf Juist, meinem zauberhaften »Wolkenblauland«, in Hülle und Fülle.

Jedes Mal ein Gruß von ihr!

Blaues Watt, blaue Muscheln, blaues Meer.

Blauer Himmel in allen möglichen Schattierungen.

Blaue Tage ...

Fühle ich mich Dir deshalb näher, weil hier der Himmel die Erde berührt?

Kommt das alles von Dir, dem Gott der Schönheit?

Auch, dass ich so empfinden kann?

Wundersames »Töwerland« – »Zauberland«.

Was erwartet uns dann erst bei Dir?
Unaussprechliche Schönheit? Ungeahnte Wunder?

Für mich bist Du nicht grausam, DU BIST SCHÖN!

Für mich sind die Wolken nicht weiß. DIE WOLKEN SIND BLAU!

Jules Geschenk.

Dafür danke ich Dir Gott.

33

Durch einen Zeitungsartikel wurde ich auf Hilde Domin aufmerksam, eine über 90jährige Lyrikerin.

Unter der Überschrift: »Menschenliebe und Wahrhaftigkeit« wurde Frau Domins Lebensmotto hervorgehoben. Sie selbst habe die Botschaft ihres umfangreichen poetischen Schaffens stets gelebt, hieß es in dem Bericht.

Ich fühlte mich angesprochen, wie schon lange nicht mehr. Menschenliebe und Wahrhaftigkeit hatte ich seit dem tragischen Tod meiner Tochter vehement eingefordert. In einer Zeitung hatte ich Worte wie diese nicht vermutet, eher in einer Sonntagspredigt.

Der Name Hilde Domin kam mir bekannt vor. Ich hatte schon einmal etwas von ihr gelesen, das mich berührt hatte. Während ich darüber nachdachte, fiel mir der dicke Stapel Trauerkarten ein, den ich immer noch in unserer Kommode aufbewahre. Ich suchte und fand eine Karte mit der Aufschrift: »Es ist schwer, die richtigen Worte zu finden.« Innen lag ein schlichtes weißes Blatt, auf dem stand handschriftlich mit schwarzer Tinte, schön geschrieben, ein Gedicht:

Haus ohne Fenster

Der Schmerz sargt uns ein
in einem Haus ohne Fenster.
Die Sonne, die die Blumen öffnet,

zeigt seine Kanten
nur deutlicher.
Es ist ein Würfel aus Schweigen
in der Nacht.

Der Trost,
der keine Fenster findet und keine Türen
und hinein will,
trägt erbittert das Reisig zusammen.
Er will ein Wunder erzwingen
und zündet es an,
das Haus aus Schmerz.

Darunter der von mir vermutete Name: Hilde Domin.

Jahre danach entdeckte ich diese Zeilen in einem Gedichtband. (Hilde Domin, *Nur eine Rose als Stütze,* S. Fischer Verlag, Frankfurt 1998.)

Damals besaß ich keine Gedichtbände.

Irgendwann las ich die Ankündigung, dass Frau Domin zu einer Lesung in unsere Nachbarstadt kommen würde.

Ich nahm mir vor, an diesem Abend teilzunehmen. Mich interessierte mehr die Persönlichkeit der Dichterin als ihre Lyrik. Wer ist diese Frau, die zu ihrem Lebensmotto öffentlich steht?

Ich kam in letzter Minute und hätte beinahe keine Eintrittskarte mehr bekommen. Der große Saal war ausverkauft, und ich konnte nur noch auf einen Stehplatz hoffen. Dass so viele Menschen an Gedichten interessiert sind, machte mich sprachlos.

Nach diesem für mich außergewöhnlichen Abend,

verstand ich das, denn keine kulturelle Veranstaltung hatte mich seit langem so beeindruckt.

Zum einen war es die Ausstrahlung von Frau Domin, aber noch stärker bewegte mich die Klarheit ihrer Worte.

An diesem Abend las sie eine Art »Litfasssäulen – Gedicht«, das jeden der vorübergeht, wie bei einer Werbekampagne, aufmerksam machen will.

Frau Domin las das Gedicht zweimal, als lese sie nur für mich:

Ich will einen Streifen Papier
so groß wie ich
ein Meter sechzig
darauf ein Gedicht
das schreit
sowie einer vorübergeht
schreit in schwarzen Buchstaben
das etwas Unmögliches verlangt
Zivilcourage zum Beispiel
diesen Mut den kein Tier hat
***Mit-Schmerz** zum Beispiel*
Solidarität statt Herde
Fremd-Worte
heimisch zu machen im Tun

Mensch
Tier das Zivilcourage hat
Mensch
Tier das den Mit-Schmerz kennt
Mensch Fremdwort-Tier Wort-Tier
Tier
das Gedichte schreibt

Gedicht
das Unmögliches verlangt
von jedem der vorbeigeht
dringend
unabweisbar
als rufe es
»Trink Coca-Cola«

Hilde Domin

(In: Hilde Domin, *Ich will dich. Gedichte,*
S. Fischer Verlag, Frankfurt 1995)

Das Wort ***Mit-Schmerz*** war und ist wie ein Geschenk für mich, für das ich Frau Domin danke. Es trifft genau das, was ich für die Ärztin empfinde, die primär mein Kind retten wollte. In meinem Wort-Schatz gehört es seit dem zu den unbezahlbaren Schätzen. Das Wort Mitgefühl hatte nicht vermocht, mein eigentliches, tiefes Empfinden auszudrücken.

Nach der Lesung fragte die Leiterin der Veranstaltung, ob es noch Beiträge aus dem Zuhörerkreis gebe. Drei Frauen und ein Mann äußerten sich zu den Gedichten und stellten Fragen.

Dann stand ich auf: »Frau Domin, Menschenliebe und Wahrhaftigkeit sind Ihr Motto – wie sind Sie damit umgegangen, wenn Ihnen Unwahrhaftigkeit widerfuhr?

Hilde Domin überlegte kurz und antwortete:« Wenn mir Unwahrhaftigkeit begegnet ist, dann habe ich mich zuerst um meine eigene Wahrhaftigkeit gekümmert und die Unwahrhaftigkeit bei denen gelassen, die sie ausgeübt haben.«

Die rund 150 Zuhörer klatschten ganz spontan Beifall.

Ich dankte und setzte mich. Erst allmählich drang in mein Bewusstsein: Wenn so viele Menschen spontan applaudieren für solche Werte, dann gibt es noch Hoffnung, dann ist »die Welt« doch nicht so schlecht, wie ich sie gerade erlebe.

Zu dem Zeitpunkt befand ich mich in einer Krise, an einem Scheideweg. Für meine Auseinandersetzung mit denen, die den ärztlichen Behandlungsfehler leugneten, erschienen mir Menschenliebe und Wahrhaftigkeit keine Stärke, sondern Schwäche zu sein.

Ich war in einen inneren Konflikt geraten mit meinen Moralvorstellungen und spürte deutlich die Grenze: Wollte ich wirklich mit gleicher Münze heimzahlen? Wollte ich in dem Spiel derer mitmachen, die gelernt hatten, »über Leichen zu gehen«? Wollte ich alle Werte, die – nach meiner Kindheit, meiner Ausbildung, meiner Lebenserfahrung – mit meiner Persönlichkeit verknüpft waren, über Bord werfen?

Als Hilde Domin den von mir gekauften Gedichtband signierte, hatte ich die Gelegenheit, einige persönliche Fragen zu stellen.

Frau Domin hörte mir aufmerksam zu, dann sagte sie: »Ich kann ihnen leider nicht weiterhelfen, aber vielleicht wenden Sie sich an einen Pfarrer oder einen Psychologen.« Das fand ich mutig, das hat mir imponiert. Wer wagt schon derartige Empfehlungen auszusprechen?

Als ich mich von Frau Domin verabschiedete, hatte sich das ereignet, was sie in dem Gedicht »Wahl« in der letzten Strophe so ausdrückt:

nicht müde werden
sondern dem Wunder
leise
wie einem Vogel
die Hand hinhalten

Hilde Domin

(In: Hilde Domin, *Der Baum blüht trotzdem,*
S. Fischer Verlag, Frankfurt 1999)

Diese Begegnung mit Frau Domin brachte für mich die Wende zum Guten.

An den Tagen nach dieser Begegnung konnte ich mit großer Leichtigkeit aufschreiben, was mich bewegt. Anders als je zuvor. Es entstand ein Gedicht, über das ich selber erstaunt war. Diese Worte habe ich spontan Hilde Domin in großer Dankbarkeit gewidmet und ihr einen Brief dazu geschrieben.

Gleichzeitig befürchtete ich, das sei eine Anmaßung und meine Zeilen könnten ihren lyrischen Ansprüchen nicht genügen. Dennoch tat ich es, obwohl ich nicht für mich beanspruche, eine Dichterin zu sein oder mich mit Hilde Domin vergleichen zu können.

Das, was ich in den wenigen Zeilen aufschrieb, half mir. Meine eigenen Worte hatten einen heilenden Einfluss auf mich. Ich glaube, Frau Domin hat das verstanden.

Tabu

Hilde Domin gewidmet

Tabu
Darüber darf nicht gesprochen werden
Tabu
Das sprengt jeden Rahmen
Tabu
Hochexplosiver Stoff

Schreiner gesucht,
um neue Rahmenbedingungen herzustellen

Eines Tages lag in meinem Briefkasten eine Postkarte: Frau Domin schrieb mir einen Gruß zurück:

Wer es könnte

Wer es könnte
die Welt
hoch werfen
dass der Wind hindurchfährt

Sie notierte an den Rand: Ihnen von Herzen wünschend, dass Sie es vermögen ...

34

Seit dem Tod meiner Tochter sind über vier Jahre vergangen.

In dieser Zeit bin ich einen weiten Weg gegangen, meinen Weg.

Ich habe Briefe geschrieben, »geschickte und ungeschickte«, wie ich sie nannte. Schreiben half mir, das Geschehene zu verarbeiten und »auszutrauern«.

Erst Jahre später konnte ich den zweiten Schmerz, den Fachleute »Sekundärtraumatisierung« nennen, auch beweinen.

Dieser zusätzliche und unnötig empfundene Schmerz hatte sich tief in mir versteckt unter unaussprechlicher und ohnmächtiger Wut.

Manchmal überlege ich, ob mich mein Weg, der nicht gradlinig, sondern über Stock und Stein, über Berge und durch Täler führte, in den vergangenen Jahren verändert hat, und ich denke: ja.

Der Verlust meiner Tochter, der Kampf, um vor mir selbst bestehen zu können, die Auseinandersetzung mit den unterschiedlichen Systemen, all das hat Spuren hinterlassen.

Es klingt merkwürdig, aber auf irgendeine Art habe ich meine »Unschuld« verloren.

Im Nachhinein erscheint mir die Kirche, in der ich lange Zeit gearbeitet habe, wie eine »Insel der Seligen«, denn Nächstenliebe steht dort an erster Stelle auf der Tagesordnung. Ich war es nicht gewohnt, belogen zu werden.

Dass es überall schwarze Schafe und den so genannten »Wolf im Schafspelz« gibt, war mir nicht unbekannt. Dennoch hätte ich nicht gedacht, dass Menschen so miteinander umgehen, wie es uns nach Jules Tod geschehen ist. Wo bleibt bei solchem Verhalten der Vorbildcharakter? Zählt Aufrichtigkeit nicht mehr zu den Werten, die wir unseren Kindern vorleben sollten?

Seit damals lese ich aufmerksamer: Bücher, Magazine, die Zeitung, und merke, dass es so und nicht anders ist. Der Mensch mit seinen Gefühlen und tiefen Wunden zählt nicht.

Wie will ich heute damit umgehen? Kehre ich konsequent zurück zur »Insel der Seligen« und kümmere mich nicht um das, was wirklich vor sich geht, wie ich es früher tat? Politik hatte mich nie sonderlich interessiert.

Heute ist das anders.

Ich versuche die schmale Gratwanderung. Das eine nicht ohne das andere.

Auch die »Wahrhaftigkeit« kann problematisch sein. Wenn mich ein Kind fragt: »Wie ist deine Tochter gestorben?« Was antworte ich? Könnte meine wahrheitsgemäße Antwort nicht die kindliche Seele überfordern?

Überfordert »das« nicht jeden?

Wenn alle Arztfehler an die Öffentlichkeit kämen, würde dann unser Vertrauen in die Ärzteschaft erschüttert? Wollen wir das, oder wollen wir lieber hinter das Licht geführt bleiben? Nicht jeder verkraftet die Wahrheit oder ist bereit, alles im Licht zu betrachten.

Dass der Hubschraubernotarzt den Mut zur Wahrhaftigkeit hatte, dafür danke ich ihm ausdrücklich an dieser Stelle.

Unsere Familie, jeder Einzelne, muss das, was geschehen ist, in sein Leben integrieren. Besonders schwer ist das für unsere beiden Söhne. Welche Lehren werden sie nach all dem für ihr Leben ziehen, wenn es um Mut zur Ehrlichkeit und um Zivilcourage geht? Oder: Was ist, wenn heute einer aus unserer Familie einen Unfall hätte und ein Krankenwagen käme ...?

Ärzten gegenüber bin ich skeptischer als früher. Ich überlege mir genau, was ich mit mir machen lasse und was nicht. Ich zweifle nicht von vornherein an der Kompetenz der Mediziner, aber ich weiß, dass sie nicht fehlerfrei sind.

Ich bin heute besser informiert über meine Rechte als Patientin und kein bisschen autoritätsgläubig mehr, niemandem gegenüber.

Was ich damals als »unmenschlich« empfand, stellt sich heute für mich als sehr »menschlich« dar. So ist unsere Spezies, so sind wir, so bin ich. Keiner schaut sich gern an, wie er wirklich ist – unsere Fehler wollen wir meist nicht wahrhaben.

Trotz allem liebe ich die Menschen und bin voll Zuversicht.

Die Gefahr, eine Zynikerin zu werden, mich enttäuscht und resigniert abzuwenden, war groß.

Heute glaube ich, dass niemand, unter dessen Wort oder Tat ich unsagbar gelitten habe, mir bewusst wehtun wollte. Jeder versuchte, seine eigene Haut oder die seiner Institution zu retten. Andererseits konnte niemand aus dieser Haut heraus, selbst wenn er gewollt hätte. Unfreiheit und Zwänge in den bestehenden Strukturen hinderten ihn massiv.

Da sich viel in der Anonymität abspielt, ist es leicht, Feindbilder aufzubauen. Das System darf nicht in Frage gestellt werden, dem hat sich scheinbar jeder unterzuordnen.

Und immer geht es um Geld ...

Anfangs hatte ich das Gefühl: »Das Ganze wird auf meinem Rücken ausgetragen.« Nachdem ich mich erfolgreich gewehrt hatte, blieben ein bitterer Nachgeschmack und ein Stachel in mir zurück.

Staunend sehe ich heute, dass der Stachel herausgeeitert ist und die Wunde sich geschlossen hat.

Eine Narbe im Herzen wird bleiben.

Mir bedeuten Worte viel, ich glaube, sie kommen aus unserer Seele und sie berühren unsere Seele.

Ein Wort des Theologieprofessors Dr. Jürgen Moltmann aus Tübingen macht mir Mut:

Nur der Hoffnungslose
findet sich ab
mit dem was ist.

Wer aber Hoffnung hat,
sieht neue Möglichkeiten,
wie es anders und besser gehen kann.

Eine Veränderung zum Menschlichen hin wünsche ich mir im Umgang mit Ärzten und geschädigten Patienten, sowie im gegenseitigen Miteinander. Dadurch könnte viel zusätzliches Leid verhindert werden.

Ich habe viel verloren, aber auch viel gewonnen.

Und niemals zuvor habe ich in meinem Leben so klar gewusst, was ich will.

Ich will, dass aus Jules Tod Gutes wächst.

Purpurblaue Lebenslust
Erinnerung an dich

seidenblaue Haut

Gänseblümchenblüte
streichelnd
ewigblaues Spiegelmeer

himmelblaues Haar

Herzmuschelschale
flüsternd
cyanblauer Mondenschein

kobaltblaue Hand

Schmetterlingslarve
strahlend
brillantblauer Zuckersand

saphirblaues Herz

Liebesschlüsselbund
lächelnd
vergißmeinnichtblauer Wolkenkuss

NACHWORTE

Während der letzten fünf Jahre habe ich Hilfe und Rat bei den unterschiedlichsten Fachleuten gesucht und erhalten.

Drei von ihnen möchte ich zum Schluss zu Wort kommen lassen.

Der Diplom-Psychologe **Johannes Blicks**, der mich nach dem Tod meiner Tochter einige Zeit psychologisch beraten und ein Stück begleitet hat.

Ihm vertraute ich in unseren damaligen Gesprächen bereits meinen Wunsch an, ein Buch zu schreiben. Am liebsten gemeinsam mit der Ärztin, um zu zeigen, wie ähnlich das Schreckliche für beide Seiten ist.

Vor einigen Wochen schrieb ich Johannes einen langen Brief. Wir hatten zwei Jahre nichts voneinander gehört. Voller Freude teilte ich ihm mit: »Mein Buch ist nun bald fertig, leider ohne Mitwirken der Ärztin.«

Postwendend erhielt ich Antwort:

»Ich bin beeindruckt von deiner Kraft und deiner Zuversicht, die wirklich ›Unmögliches möglich machte‹. Außerdem freue ich mich mit dir über all das Gute und menschlich Große, was deine Art der Verarbeitung des tragischen ärztlichen Kunstfehlers in die Welt gebracht hat. Beim Lesen deines Briefes sind mir unsere Gespräche aus der Zeit kurz nach Jules Tod in all ihrer emotionalen Intensität wieder sehr nahe gekommen. Vor allem dein Ringen um eine Lösung auf einer Ebene der Begegnung der Menschen und Seelen.

Aus deinem Buch spricht eine Lebenshaltung, die mich zutiefst anspricht und zu den besten Erfahrungen meines Beruf-Lebens gehört. Ich bin dankbar dafür, dich auf diesem Weg eine Zeitlang begleitet haben zu können, und froh darum, dass die von dir gelebte Grundhaltung der Idiolektik, die ›innere Weisheit‹, dir dabei hilfreich sein konnte.

Ich wünsche dir und deiner Familie, dass eure Kraft weiterträgt und dass sie weitergetragen wird in der persönlichen Begegnung durch dieses Buch, dem ich viele offene Leser wünsche.«

Johannes Blicks, Diplom-Psychologe

Frau **Ursula Grille**, die Erste Vorsitzende des Bundesverbandes der Notgemeinschaft Medizingeschädigter – Patient im Mittelpunkt e.V. lernte ich auf einer politischen Veranstaltung kennen. Sie ist von Beruf Krankenschwester, amtiert als Stadträtin und ist seit einem ärztlichen Behandlungsfehler auf den Rollstuhl angewiesen:

Wir, die Mitglieder des Bundesverbandes der Notgemeinschaften Medizingeschädigter – Patient im Mit telpunkt e.V. freuen uns, dass durch dieses Buch auf die Situation von Betroffenen und ihren Angehörigen aufmerksam gemacht wird.

Die Autorin hat das Schlimmste erlebt, was Eltern erleben können, sie hat ein Kind durch den vermeidbaren Fehler eines Menschen, einer Notärztin, verloren. Was die Mutter nach dem Behandlungsfehler erleben musste, deckt sich mit den Erfahrungen der Mitglieder unserer Selbsthilfegruppen. Es handelt sich leider nicht um einen Einzelfall.

Frau Bachstein beschreibt, wie es ihr erging, als weder die Ärztin noch das Umfeld der Medizinerin angemessen auf das tragische Unglück reagierten.

Da sich nach deutschem Recht niemand selbst zu belasten braucht – auch ein Arzt nicht –, hat sich seit Generationen in Medizinerköpfen das Märchen festgesetzt, er dürfe auch kein Mitgefühl zum Ausdruck bringen. Dieses übliche Verhalten bringt nach unseren Erfahrungen großes zusätzliches Leid über geschädigte Menschen. Mitgefühl zeigen darf und sollte aber ein Arzt in einer solchen Situation, schon um seiner eigenen Psychohygiene willen. Das ist sicher um so schwerer, wenn er von seinem Arzthaftpflichtversicherer, von Vorgesetzen oder Kollegen unter Druck gesetzt wird, genau das nicht zu tun. Mitgefühl äußern ist im juristischen Sinn kein Schuldeingeständnis, trotz aller gegenteiligen Meinungen. Von der menschlichen und medizin-ethischen Seite ganz zu schweigen.

Frau Bachstein hat aus unserer Sicht großes »Glück« gehabt, auch wenn das makaber klingen mag. Ein sehr mutiger Arztkollege vertuschte den Behandlungsfehler nicht. Die Medizinerin wurde strafrechtlich wegen fahrlässiger Tötung rechtskräftig verurteilt. Beides geschieht in Bezug auf ärztliche Behandlungsfehler äußerst selten. Uns ist kein vergleichbarer Fall persönlich bekannt.

Dass Frau Bachstein dann trotzdem im zivilrechtlichen Bereich die gleichen Negativerfahrungen machen musste, wie viele unserer Mitglieder, zeigt in überdeutlicher Weise exemplarisch die Gesamtproblematik.

Wird schon der Verlust eines Menschen in der Schadensregulierung und im Schmerzensgeld sehr niedrig angesetzt, so musste Frau Bachstein auch noch von der Arzthaftpflichtversicherung hören, dass sie ein Mausoleum für ihre Tochter bauen lassen wolle.

Die Versicherung tat, als sei der Tod des Kindes nicht durch den Behandlungsfehler geschehen, und spielte auf Zeit. Auch wir hören immer wieder Klagen von Betroffenen und ihren Angehörigen, dass durch das lange Hinziehen der Verfahren und die ständige Ablehnung der Regulierung durch die Arzthaftpflichtversicherer für die Geschädigten eine unerträgliche Situation entsteht.

Die gesamte Bandbreite des inhumanen Verhaltens wird in dem vorliegenden Buch aus Sicht der betroffenen Mutter eindrücklich geschildert.

Frau Bachstein zeigt, wie subtil einerseits und mit welch harten Bandagen andererseits die Arzthaftpflichtversicherung agierte.

Alle unsere Mitglieder, die sich aus Medizingeschädigten, deren Angehörigen und Interessierten zusammensetzen, erleben, dass Behandlungsfehler und deren körperliche Folgelasten geleugnet und die Verfahren bewusst über Jahre und manchmal Jahrzehnte verschleppt werden. Das bedeutet für die Betroffenen zusätzlich psychischen Dauerstress, denn solange das Verfahren nicht abgeschlossen ist, kann der Betroffene seine meist schwierige persönliche Lage nicht akzeptieren und verarbeiten. Manche Medizingeschädigte erfahren niemals in irgendeiner Form Gerechtigkeit.

Eine Schwierigkeit besteht bei uns in Deutschland darin, dass der medizinische Standard eine schwer zu ermittelnde Größe ist.

Das Gutachterwesen weist erhebliche, richterlich festgestellte Mängel auf. Falschbegutachtungen sind für den Laien oft nicht sofort erkennbar. Der Bundesgerichtshof hat sich schon häufig dahingehend geäußert, dass medizinische Gutachter Schwierigkeiten damit hätten, sich bei der Ausübung ihres Amtes von rechtswidrigen Standesregeln frei zu machen (BGH, NJW, 1975, 1403). Vor Gericht bedeutet das bei Arzthaftungsprozessen faktisch eine Rechtsverweigerung für den geschädigten Patienten.

Frau Bachstein wünscht sich, dass der Tod ihrer kleinen Tochter nicht sinnlos bleibt. Es ist schon viel erreicht, wenn durch dieses Buch eine breite Öffentlichkeit auf einen Missstand und einen gravierenden Mangel in unserem Rechtsstaat aufmerksam gemacht wird. Denn jeder Patient kann jederzeit in eine vergleichbare Lage geraten. Es ist notwendig, dass

Ärzte ihr Verhalten Patienten gegenüber reflektieren und ändern. Das gilt in hohem Maß ebenso für Arzthaftpflichtversicherungen.

Unsere Notgemeinschaften, die sich zu einem Bundesverband zusammengeschlossen haben, beraten, unterstützen und begleiten Menschen, die durch ärztliche Behandlungsfehler geschädigt wurden. Außerdem haben wir uns zum Ziel gesetzt, das inhumane System, die Streitkultur sowie das Klima zwischen Patienten, Ärzten und Versicherern zu verbessern, sodass solche Entgleisungen, wie die Autorin sie erleben musste, nicht mehr vorkommen. Wir wissen, dass dies ein langer Weg ist und sicher noch sehr viel mehr authentische Fälle beschrieben werden müssen, bis die Situation besser wird, aber wir werden diesen Weg konsequent weitergehen.

»Du hättest leben können« ist ein wichtiger Erfahrungsbericht, dem wir einen großen Leserkreis wünschen. Ärzte, Juristen und Versicherungsfachleute eingeschlossen. Aus unserer Sicht gehört dieses Buch in die Hand eines jeden Medizinstudenten, denn bereits im Studium sollten sich zukünftige Ärzte wahrhaftiger mit dieser Thematik auseinandersetzen.

Wo bleibt bei Lügen und Vertuschen die viel beschworene Medizinethik?

Der Arzt hat die Pflicht »nil nocere« – niemals schaden.

Ursula Grille,
Vorsitzende des Bundesverbandes der
Notgemeinschaften – Patient im Mittelpunkt e.V.

Zu dem Anwalt **Wolfgang Putz** bekam ich über Bekannte Kontakt.

Das Trauma danach:

Frau Bachstein hat es nicht nur bei der Bewältigung des Todes ihrer Tochter, sondern auch beim Schreiben dieses Buches vermieden, persönliche Schuldvorwürfe zu erheben. Sie hat trotz schwerwiegender eigener Betroffenheit immer Verständnis für die menschlichen Schwächen von Ärzten gezeigt.

Umgekehrt ist es erschütternd, wie häufig die Abwicklung von Medizinschäden, also Fällen medizinischer Fehlbehandlung, auf Seiten der Ärzte und Ärzteversicherungen von Arroganz geprägt sind. Viele Ärzte können nicht mit einem schicksalhaften Misserfolg einer Behandlung umgehen, ganz zu schweigen von der Bewältigung eigener Schuld an Leid und Tod von Patienten. Bis heute ist dies in der Ausbildung und in der Berufspraxis von Ärzten kein Thema. Mit Verdrängung versucht man zu bewältigen, was einem doch täglich begegnet.

Fragen von Patienten werden als Angriff empfunden, und der Patient wird zum Feind statt zum Objekt menschlicher Fürsorge, die er jetzt in besonderem Maße brauchte. Viele Rechtsstreitigkeiten entstehen letztendlich nicht, weil ein Patient geschädigt wurde, sondern weil er nach seiner Schädigung in verletzender Weise behandelt wurde. Dieses Trauma nach dem Trauma setzen nicht selten die ärztlichen Haftpflichtversicherer fort, wenn sie die Geschädigten in einen Schriftverkehr verwickeln, der von inhaltlichen und menschlichen Verletzungen geprägt ist.

Jahrelang können sich die nachfolgenden Verfahren hinziehen. Dafür sind aber nicht nur die Ärzte und deren Versicherer, Richter und kollegenschützende Sachverständige, sondern zuweilen auch wenig kompetente Anwälte verantwortlich. Im Hinblick auf lockende Streitwerte werden Mandate aus einem Gebiet übernommen, das in besonderem Maße Fachkenntnisse auf verschiedensten Ebenen erfordert, der juristischen, der medizinischen, der taktischen und insbesondere der menschlichen Ebene.

Wenn Ärzte und Versicherungssachbearbeiter, Richter, Sachverständige und Anwälte aus diesem Buch einer Betroffenen etwas lernen können, dann ist es der angemessene Umgang mit dem Schicksal des Patienten, der einen Medizinschaden erlitten hat.

Wolfgang Putz,
Rechtsanwalt für Arzthaftungsrecht in München

SCHLUSSWORT

Mit diesem Beitrag überraschte mich mein Mann,
als das Buch fertig war.

Es ist nicht einfach zu buchstabieren: Ich war ihr Vater – nicht, ich bin ihr Vater; sie war meine Tochter und nicht, sie ist meine Tochter.

Jule war ein großartiges Mädchen mit Charisma, mit Power, aber auch mit viel Gefühl, sensibel und einfühlsam. Was gibt es Schöneres, als so ein Kind – mein Kind – in die Arme zu nehmen und seinen Namen auszusprechen? Es war einmal. Ja, es war – das ist wahr!

Als im Krankenhaus das Leichentuch zurückgeschlagen wurde, kam es spontan über meine Lippen: Es war schön mit dir. Wie gut, wenn man so einen Satz sagen kann, in so einem Augenblick, einem der wichtigsten in meinem Leben.

Es ist schrecklich, was passiert ist. Leider konnten die Verantwortlichen – gefangen in ihrer Funktion, Schaden abzuwenden – diesen Satz uns gegenüber nie aussprechen. Keine Beileidskarte, kein Mitgefühl – stattdessen Verteidigungsstellung. Auch das ist tragisch, wenn man nur noch auf der juristischen Ebene oder in materiellen Strukturen denken kann.

Unsere Gesellschaft braucht Aufrichtigkeit und menschenwürdiges Handeln. So haben es die vielen gezeigt, die zur Beerdigung kamen und mit uns trauerten. Das tat gut, sehr gut! Ich danke unseren Freunden, die uns gestützt und begleitet haben.

Ich danke unseren beiden Söhnen, die uns allein durch

ihr Dasein Trost und Kraft schenkten. Ich danke meiner Frau, die es mit ihrem großen Herzen geschafft hat, in ihrer eigenen Trauer die anderen Beteiligten als Menschen zu sehen. Sie war es, die auf die anderen zuging, nicht umgekehrt.

Sie hat auch ein großes Herz zu kämpfen. Unrecht und Unwahrhaftigkeit kann sie nicht stehen lassen. Sie hat es geschafft, niemanden aus der Verantwortung zu entlassen. Ihr Mut hat sie ausgezeichnet, ihrer Intuition war keiner gewachsen.

Die Art und Weise, wie mit uns umgegangen wurde, ist mit Sicherheit kein Einzelfall, der Umgang von Stefanie damit schon. Daher ist es gut, dass dies hier aufgezeichnet wurde, für Betroffene, für Trauernde, für Resignierte, für Kämpfende, für Mutige, für Verzweifelte, für Ärzte, für Sachbearbeiter und Verantwortliche.

Stefanie wollte der Ärztin in die Augen schauen, die unsere Tochter – wenn auch nicht gewollt – getötet hat. Sie tat das bereits zu einem ungewöhnlich frühen Zeitpunkt, als ich längst noch nicht die Kraft dazu hatte. Es war ein wichtiger Schritt, ein Meilenstein auf dem Weg bis dahin, dass wir vergeben konnten. Das aber ist ein Geschenk, ein Geschenk Gottes, so wie es unsere Jule für uns war.

Horst Bachstein

LITERATURHINWEISE

Bücher, die mir gut getan und mir nach dem Tod meiner Tochter geholfen haben

Meine ganz eigene »Bücher-Therapie«

Die meisten der hier angegebenen Bücher habe ich in unserer Bibliothek gefunden, ohne sie bewusst gesucht zu haben. Dadurch stieß ich auf weiterführende Literatur, in der ich manchmal ein Wort, einen Satz oder einen Abschnitt als tröstend, ermutigend oder wegweisend empfand. Wenn jemand kam, um mir ein Buch zu geben mit den Worten: »Lies das mal, das wird dir bestimmt helfen«, so hat das meistens nicht funktioniert.

Deshalb muss meine Literaturliste nicht unbedingt hilfreich sein für alle Menschen in einer ähnlichen Lage. Für mich waren es diese Bücher aus den verschiedensten Genres, die mir weitergeholfen haben.

Trauer

Allende, Isabell, *Paula,* Suhrkamp Verlag Frankfurt a. M. 1995.
Isabell Allende schreibt am Krankenbett für ihre erwachsene Tochter Paula, die schwer erkrankt ist und stirbt. Ich fühle mich nicht mehr so allein, auch anderen Müttern sterben die Töchter.

Canacakis, Jorgos, *Ich sehe deine Tränen,* Kreuz Verlag, Stuttgart 1992.
Jorgos Canacakis, ein griechischer Psychologe und Therapeut, sieht die Trauer als tiefes Gefühl mit enormer Energie, die für

einen neuen Lebensbeginn eingesetzt werden kann. Verdrängte Trauer kann krank machen. Sie ist durch Zeit und Vergessen nicht »heilbar«. Dieses Buch hat mir u.a. den Mut geschenkt, meine Trauer um mein Kind immer zuzulassen.

D'Arcy, Paula, *Wenn ein naher Mensch in Trauer ist,* Herder Spektrum Freiburg 1993.
Eigentlich ein Buch für Menschen, die Trauernde begleiten möchten. Paula D'Arcy verliert ihren Mann und ihr Kind. Sie beschreibt aus der Sicht der selbst Betroffenen, was für sie gut und hilfreich war, aber auch, welche wohlgemeinten Ratschläge sie zusätzlich belasteten. Ein schonungslos ehrliches Buch, das mir sehr weitergeholfen hat, weil ich mich mit meinen verwirrten Gefühlen darin wiedererkannte. Und immer wieder die Gewissheit, ich bin nicht allein. Auch andere haben schreckliche Verluste durchlitten und ihren Weg gefunden, damit zu leben. Auch ich werde es schaffen.

Forster, Margaret, *Nichts wird mehr sein, wie es war,* Arche Verlag Zürich-Hamburg 1996.
Der Roman deckt die verheerenden psychischen Folgen für das Opfer und für die Familien von Opfer und Täter auf. Es geht um das Erleben der beiden Mütter – um Gefühle von Zorn, Schmerz, Scham, Angst. Auch bei uns ist nichts mehr, wie es war. Es ist jetzt anders.

Kushner, Harold, *Wenn guten Menschen Böses widerfährt,* Gütersloher Verlagshaus, Gütersloh 1997.
Wie kann Gott das zulassen, dass Menschen, die an ihn glauben und ihr Leben an ihm ausrichten, von schweren Schicksalsschlägen getroffen werden? Den zum Teil philosophischen Ausführungen dieses jüdischen Rabbiners verdanke ich es unter anderem, dass ich meinen Glauben an Gott in meiner schwersten Lebenskrise nicht verloren habe. Dieses Buch hat mir, auch im Rückblick, am meisten geholfen.

Lindbergh, Anne Morrow, *Stunden von Gold, Stunden von Blei,* R. Piper & Co Verlag, München 1973.
Die Tagebuchaufzeichnungen und Briefe von Anne Morrow

Lindbergh zeigen auf erschütternde Weise, wie die junge Mutter versuchte, die Tragödie der Entführung und des Todes ihres ersten, achtzehn Monate alten Babys zu überwinden und über die Bitterkeit und Verzweiflung hinwegzukommen.

Matouschek, Leonore, *Als Frank sterben musste,* Gütersloher Verlagshaus, Gütersloh 1993.
Ein hilfreiches Buch in der Auseinandersetzung mit akuter Trauer und dem, was an unbewältigter trauriger Vergangenheit in so einer Situation auch noch ans Licht kommen kann.

Morse, Melvin u. Paul Perry, *Zum Licht – Was wir von Kindern lernen können, die dem Tod nahe waren,* Goldmann Verlag, Frankfurt a. M. 1994.
Dieses Buch beschreibt das, was ich im Krankenhaus beim Anblick meines toten Kindes erlebt hatte, nämlich die Gewissheit, dass sie bereits in eine andere Welt hinübergegangen war. »Im Himmel geht es lustig zu.« Dieser Satz aus Kindesmund tröstete mich nach dem Tod meiner Tochter.

Saint-Exupéry, Antoine de, *Der kleine Prinz,* Karl Rauch Verlag Düsseldorf 1956.
Schon sehr lange begleitet mich dieses Buch. Ein Satz auf Seite 87 ist mir wichtig: »Es wird dir Schmerz bereiten. Es wird aussehen, als wäre ich tot, und das wird nicht wahr sein ...«

Sölle, Dorothee, *Ich will nicht auf tausend Messern gehen – Gedichte,* dtv München 1986.

Sölle, Dorothee, *Leiden,* Herder Spektrum Freiburg 1993.
Wie unterscheidet sich ein Leiden, das uns verstümmelt zurücklässt, von einem Leiden, das für uns produktiv wird? Ich wünsche mir einen kreativen Umgang mit meinem Leid.

Zachert, Christel und Isabell, *Wir treffen uns wieder in meinem Paradies,* Gustav Lübbe Verlag, Bergisch Gladbach 1998.
Die 15jährige Tochter von Frau Zachert erkrankt an Krebs und stirbt. Es berührt mich zutiefst, was diese Mutter geschafft hat.

Wieder ein Mosaiksteinchen Hoffnung mehr, auf meinem eigenen Weg voranzuschreiten.
Zu der Zeit ahne ich nicht, dass einige Jahre später dieser Verlag »mein Buch« in der gleichen Reihe »Erfahrung« herausgeben wird.

Arztfehler

Blum, Hannah, *Klinikum – Tagebuchnotizen einer Ärztin,* Lambertus Verlag Freiburg 1991.
Mir hilft das Buch, die menschliche Seite einer Ärztin wahrzunehmen, sowie die vielen Zwänge und Abhängigkeiten innerhalb der hierarchischen Struktur in einer Klinik.

Fielding, Joy, *Lebenslang ist nicht genug,* Goldmann Verlag München 1996.
Ein Roman, nach Ermordung der 7jährigen Tochter. Es werden Gefühle beschrieben, die mir nicht unbekannt sind.

Grän, Christine, *Dame sticht Bube,* Kriminalroman, Knaus Verlag München 1997.
Die Hauptperson in diesem Krimi ist eine Rechtsmedizinerin. Durch dieses Buch setze ich mich auseinander mit diesem Bereich.

Hackethal, Julius, *Nachoperation – Noteingriff zur Korrektur eines patientenfeindlichen Gesundheitssystems,* Bastei Lübbe Bergisch Gladbach 1994.
Das Arztsystem benötigt nach Meinung von Prof. Hackethal eine grundlegende Strukturänderung.
Ich wundere mich, wie früh Prof. Hackethal öffentlich auf Missstände aufmerksam machte. Was ich lese, spricht mir oft aus der Seele.
Früher hätte ich diese Berichte kaum für möglich gehalten. Heute glaube ich nicht, dass Prof. Hackethal übertrieben hat.

Hansis, Martin u. Dorothee, *Der ärztliche Behandlungsfehler –*

verbessern statt streiten, ecomed Verlag, Landsberg/Lech 1999.
Es geht um Qualitätsmanagement und wie man aus Fehlern lernen kann. Ein gutes und wichtiges Buch, das u.a. aufzeigt, das nur der Fehler, der auch angeschaut und analysiert werden »darf«, zukünftig eher vermieden werden kann.

Lexikon Medizin Ethik Recht, Albin Esser, Markus von Lutterotti, Paul Sporken, Herder Freiburg 1989.
In diesem Lexikon finde ich viele Antworten auf meine Fragen.

Meyer-Hörstgen, Hans, *Hirntod,* Suhrkamp Frankfurt 1985.
Dieser autobiographische Roman eines Assistenzarztes stellt jedes medizinkritische Pamphlet in den Schatten!
Es gibt offensichtlich junge Ärzte, die schockiert sind über die Klinikrealität.

Rosenbaum, Edward E., *Der Doktor – ein Arzt wird selber Patient,* Kreuz Verlag Zürich 1992.
Dr. Rosenbaum war ein Halbgott in Weiß. Als er an Krebs erkrankte, lernt er die Medizin von ihrer anderen Seite kennen. Er wurde gesund und zum vehementen Anwalt der Patienten und einer menschlichen Medizin.

Shem, Samuel, *House of god*, Knaur Verlag München 1998.
Dieser Bestseller wurde mir von einem befreundeten Arzt empfohlen. Ärzte lesen so etwas! Ich glaube, aus ähnlichen Gründen, wie ich Erfahrungsberichte von Menschen lese, die auch Schweres erlebt haben. Ich vermute, dass sich Mediziner in Samuel Shems bissigem Roman wiederfinden mit ihren eigenen, vielfältigen Gefühlen, für die sonst vermutlich kaum Zeit bleibt.

Wiese, Beate, *Ärztliche Kunstfehler,* Fischer Verlag Ratgeber Frankfurt 1995.
Ein sachliches, informatives Buch, dass praktische Hilfestellung gibt in der für Laien oft unüberschaubaren Rechtslage und trotzdem die Seele nicht vergisst.

Versicherung

Dupré, Karl, *Ärztliche Behandlungsfehler – Geschädigte Patienten und ihre Rechtsansprüche,* Dr. Werner Jopp Verlag Wiesbaden 1989.
Ein einfühlsam geschriebenes Buch für Patienten und für Ärzte. Eine Fülle von Sachinformationen, die dringend erforderlich sind, um sich ein Bild machen zu können von dem komplizierten Verfahren im Arzthaftungsprozeß.

Grisham, John, *Der Regenmacher,* Heyne Verlag München 1996.
Sehr spannend wird beschrieben, wie ein Jurastudent gegen einen der mächtigsten, skrupellosesten, korruptesten Versicherungskonzerne in Amerika kämpft. Der einzelne Mensch ist egal, es geht nur um Geld.
In diesem Buch siegt das oder der »Gute« über »die Bösen«. Irgendwie tut das »stellvertretend« meiner verwundeten Seele gut. Das Buch hilft mir, Strukturen zu durchschauen und selber nicht so schnell aufzugeben.

Meyer, Hans Dieter, *Ratgeber Versicherung,* Wilhelm Heyne Verlag 1998 München.
Ein allgemeiner Ratgeber in Bezug auf die unterschiedlichsten Versicherungen.
Auf Seite 13 lese ich folgendes Zitat:
»Um den historischen Kardinalfehler im Versicherungswesen zu verdeutlichen: Man hat gewinnorientierten Aktiengesellschaften die Verwaltung von Treuhandgeldern überlassen, ohne dass sie Buch darüber führen müssen. Und das ist in etwa so unheilvoll, als wenn man Vampire mit der Verwaltung einer Blutbank beauftragt, ohne sie zu verpflichten, das eingehende Blut zu registrieren.«

Ogger, Günter, *Nieten in Nadelstreifen – Deutschlands Manager im Zwielicht,* Knaur Verlag 1995.
Durch Bücher wie dieses versuche ich das System, mit dem ich mich auseinander zu setzen habe, zu verstehen.

Schmidt-Tobler, Reinhard, *Tatort Glaspalast – Der authentische Report über den größten Versicherungsskandal der Bundesrepublik,* Ullstein, Frankfurt a. M. 1994.
Ich finde in diesem Buch einen interessanten Satz: »Versicherer sind unberechenbar, haben aber immer Recht. Haben sie nicht Recht, sieht man als Kunde so lange schlecht aus, bis sie doch Recht haben. Ihr vieles Geld hilft ihnen bei dieser Lebensphilosophie.«

Slizyk, Andres und Bernd Töpper, *Guter Rat zum Schmerzensgeld – Begleitbuch zur ZDF-Rechtsserie »Wie würden Sie entscheiden?,* Beck-Rechtsberater im dtv München 1997.
Ein äußerst informatives Buch in Bezug auf Schmerzensgeld.

Welser, Maria von und Thomas Walde (Hrsg.), *So wehre ich mich richtig – Begleitbuch zur ZDF-Sendung »mit mir nicht«*, Econ Verlag München 1998.
Auf Seite 183 befindet sich eine Abhandlung: »Schlichtungsstellen für Arzthaftungsfragen im Zwielicht«, sowie ein Interview mit einem Rechtsanwalt über dieses Thema.

Wyss, Verena, *Die Untersuchungsrichterin,* Ullstein 1996.
»Man darf nicht bei denen sein, die sich vor der Macht ducken.« Dieses Motto ist Wasser auf meinen Mühlen.

Allgemein

Domin, Hilde, *Der Baum blüht trotzdem – Gedichte,* S.Fischer Verlag, Frankfurt 1999.

Dörrie, Doris, *Was machen wir jetzt?,* Diogenes Verlag Zürich 2000.
Dieser Roman rechnet mit einer großen Leichtigkeit auch mit dem Tod. Er gehört bei Doris Dörrie zum Leben.

Gandhi, Mahatma, *Wer den Weg der Wahrheit geht, stolpert nicht,* Verlag Neue Stadt München 1998.

Gandhis »Worte an einen Freund« beeindrucken mich, wie mich auch Wahrheiten der Bibel schon immer beeindruckten.

Grün, Anselm, *50 Engel für das Jahr,* Herder Spektrum Freiburg 1997.
Ein meditatives Buch. Mich sprechen der Engel der Wahrhaftigkeit, des Muts, der Offenheit, des Trauerns, der Heiterkeit und der Barmherzigkeit an.

Herbert, Martin, *Posttraumatische Belastung – Die Erinnerung an die Katastrophe und wie Kinder lernen, damit zu leben,* Verlag Hans Huber Bern 1999.
Ein äußerst hilfreiches kleines Büchlein mit verständlichen Informationen und Behandlungsvorschlägen.

Loew, Thomas, *Wenn die Seele den Körper leiden lässt,* Georg Thieme Verlag Stuttgart 1998.

Passionsgeschichte, Neues Testament.
Da wird einer unschuldig verurteilt. Er passt nicht ins System. Er betet: »Vater, vergib ihnen, denn sie wissen nicht, was sie tun.«
Ich selber sehe mich nicht oft in der Lage, das Eine oder das Andere »zu vergeben«. Gibt es deshalb diese Worte: »Vater, vergib du«, denn ich vermag es nicht?

Psalmen und das Buch Hiob, Altes Testament.
Hier wird geschrien, geklagt und gelobt. Ich fühle mich in guter Gesellschaft. Ein Wort aus den Psalmen spricht mich an: »Du verwandelst meine Klage in einen Reigen.« Anders ausgedrückt: »Ohne Klage kein Reigen« – erst darauf folgt der Tanz, so sicher, wie das Amen in der Kirche.

Reemtsma, Jan Philipp, *Im Keller,* Hamburger Edition, Hamburg 1997.
Nach seiner Entführung im März 1996 berichtet Prof. Reemtsma über seine Gefangenschaft »im Keller«. Er beschreibt das extreme Machtgefälle: absolute Macht dort, absolute Ohnmacht hier. Außerdem zeigt er die Nachwirkungen der Entfüh-

rung auf: »Der Keller wird in meinem Leben bleiben, aber so wenig wie möglich von der mir dort aufgezwungenen Intimität soll in meinem Leben bleiben. Das einzige Mittel gegen Intimität ist Veröffentlichung.« Solche Sätze haben mich gestärkt.

Rubin, Harriet, *Machiavelli für Frauen,* Krüger Verlag 1998.
In diesem Buch werden Frauen dazu aufgefordert, ihre Durchsetzungskraft zu trainieren. Aus diesem Buch lerne ich viel, vor allem, nicht so schnell aufzugeben.

Ich möchte noch verweisen auf eine *kommentierte Literaturliste über Sterben – Tod – Trauer.*

Zu beziehen bei »Verwaiste Eltern Hamburg e.V.« (Adresse siehe Anhang)

ADRESSEN

Trauerberatung und Trauerseminare

Verwaiste Eltern Hamburg e.V.
Esplanade 15
20345 Hamburg
Tel.: 0 40/35 50 56-44, -43
Fax: 0 40/35 71 87 67
e-Mail: info@verwaiste-eltern.de
Internet: www.verwaiste-eltern.de

Akademie für Menschliche Begleitung
Dr. Jorgos Canakakis, Diplompsychologe und Psychotherapeut
Begründer und Leiter der Trauerseminare Essen
Goldammerweg 9
45134 Essen 1
Tel.: 02 01/44 24 69
Fax: 02 01/47 18 00

Trauerseminare der evangelischen und der katholischen Kirche
Informationen im Telefonbuch unter »Kirchen«

Spezielle psychologische Beratung für Ärztinnen und Ärzte nach einem Behandlungsfehler

Dr. med. Bernhard Mäulen
Arzt für Psychiatrie und Psychotherapie
Internet: www.aerztegesundheit.de

Psychologische Beratung nach einem Behandlungsfehler sowohl für Mediziner als auch für betroffene Patientinnen und Patienten

Dr. med. Hans Hermann Ehrat
Wildenstrasse 5
CH-8212 Neuhausen am Rheinfall
Tel. und Fax: 00 41/52/6 72 22 11

Geschäftsstelle der Gesellschaft für Idiolektische Gesprächsführung e.V.
Huttenstrasse 10
D-97072 Würzburg
Tel. und Fax: 09 31/7 34 82
e-Mail: Idiolektik@t-online.de
Internet: www.Idiolektik.de

Lebensberatungsstellen der evangelischen und der katholischen Kirche sowie die Ökumenische Klinikseelsorge.
Dort arbeiten hochqualifizierte Fachkräfte, unabhängig von der jeweiligen Konfession der Ratsuchenden, auch mit Kenntnissen in der Trauer-Problematik.
In allen Großstädten, im Telefonbuch unter »Kirchen« zu finden oder zu erfragen – meist kostenlose Beratung.

Selbsthilfegruppen und Patientenschutzverbände

Bundesverband der Notgemeinschaft Medizingeschädigter – Patient im Mittelpunkt e.V.
»Im Haus der Gesundheit«
Altstätter Kirchplatz 6
91054 Erlangen
Tel.: 0 91 31/97 09 88 oder 60 24 26
Fax: 0 91 31/97 09 89 oder 60 24 84
e-Mail: u.grille@ngm-bayern.de und e.kraus@ngm-bayern.de
Internet: www.ngm-bayern.de

Bundesarbeitsgemeinschaft Notgemeinschaft Medizingeschädigter in Deutschland e.V.
Bürgerhaus Zons
Schloßstr. 37
41540 Dormagen
Tel.: 0 21 33/4 67 53
Fax: 0 21 33/24 49 55

AGS Eltern- und Patienteninitiative e.V.
Bergstraße 32
77704 Oberkirch
Tel.: 0 78 02/97 00 36
Fax: 0 78 02/97 00 35
e-Mail: Michael.Basler@t-online.de

Allgemeine Deutsche Patientenorganisation
Hausener Weg 3
60489 Frankfurt
Tel.: 0 69/78 78 10

Allgemeiner Patienten-Verband (APV)
Ludwig-Juppe-Weg 3 b
35039 Marburg
Tel.: 0 64 21/6 47 35
e-Mail: -apv-@web.de

Arbeitsgemeinschaft für Verbraucherverbände e.V.
Heilsbachstraße 20
53123 Bonn
Tel.: 02 28/64 89-0
Fax: 02 28/64 42 58
Internet: www.agv.de

Bürgerverein Kritischer Patient
Postfach 1322
51674 Wiehl
Tel.: 0 22 62/9 72 39

Bundesarbeitsgemeinschaft der PatientInnenstellen c/o Gesundheitsladen München e.V.
Auenstraße 31
80469 München
Tel.: 0 89/77 25 65
Fax: 0 89/7 25 04 74
e-Mail: mail@gesundheitsladen-muenchen.de
Internet: www.gesundheitsladen-muenchen.de

Deutsche Gesellschaft für Versicherte und Patienten
Ahornstr. 3
69502 Hemsbach
Tel.: 0 62 01/7 37 03

Patientenberatung der Patienteninitiative e.V.
Heidberg 42
22301 Hamburg
Tel.: 0 40/2 79 64 65

Zur Information

Verein Demokratische Ärztinnen und Ärzte e.V.
Kurfürstenstraße 18
60486 Frankfurt a.M.
Tel 0 69/77 93 66
e-Mail: info@vdaeae.de
Internet: www.vdaeae.de

Dieser Verein ist ein »alternativer ärztlicher Berufsverband. Seine Mitglieder wollen eine andere, eine bessere Medizin: Berufspolitik statt Standespolitik, Partnerschaft mit den Patienten statt professionelles Diktat, Kollegialität statt Hierarchie, gleiche Chancen zur Gesundheit für uns alle«, heißt es auf der Homepage.

Bundesaufsichtsamt für das Versicherungswesen
Graurheindorfer Str. 108
53117 Bonn
Tel.: 02 28/42 28-0
Internet: www.bav-bund.de

Arbeitsgemeinschaft Rechtsanwälte im Medizinrecht e.V.
Wegener Straße 5
71063 Sindelfingen
Tel.: 0 70 31/95 05 50
Fax: 0 70 31/95 05 55

Prof. Dr. med. Thomas Loew
FA für Psychotherapeut. Medizin und Psychiatrie – Psychoanalyse
Schwerpunkt Psychosomatik
Klinikum Universität Regensburg
Franz-Josef-Strauß Allee 11
93053 Regensburg
Internet: www.psychosomatik-regensburg.de

Entschlüsseln Sie den Einfluss Ihrer Psyche

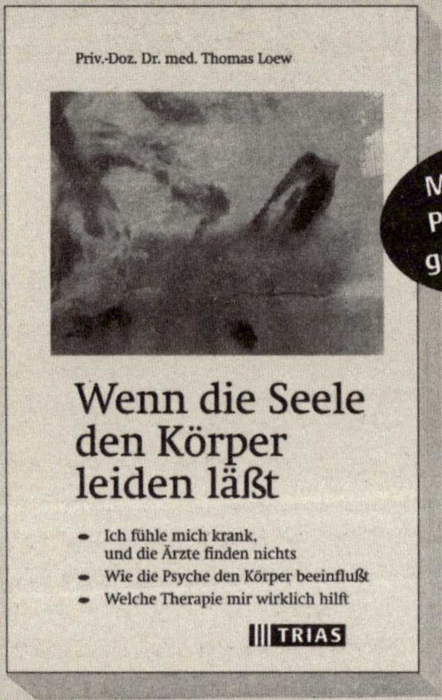

Mit vielen Patientengeschichten

176 S., 12 Abb.
3-89373-418-X

- Dieser Ratgeber erklärt Ihnen leicht verständlich, was somatoforme Störungen sind.
- Erkennen Sie körperliche Beschwerden, die auf seelische Ursachen zurückgehen.
- So finden Sie die passende Behandlung bei Ihrem Hausarzt, Facharzt oder Psychologen.

Besuchen Sie uns im Internet
www.trias-gesundheit.de

TRIAS

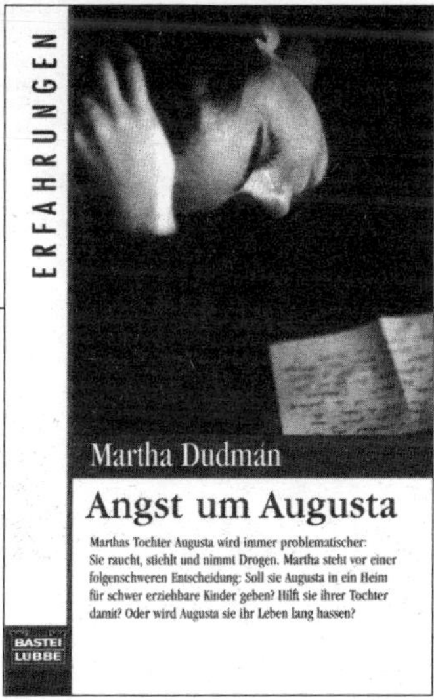

Martha Dudman ist kurz davor, völlig zu verzweifeln. Ihre 15-jährige Tochter Augusta hat angefangen zu rauchen, zu stehlen und Drogen zu nehmen. Sie lässt sich nichts mehr verbieten, bleibt tagelang von zuhause weg, geht auf wilde Partys und schwänzt ständig die Schule. Jeder Versuch mit Augusta über ihr Verhalten zu reden scheitert. Stattdessen wird sie zusehends hemmungsloser und unzugänglicher. Martha hat Angst, dass Augusta nicht mehr ins normale Leben zurückfindet. Deswegen entschließt sie sich zu handeln, auch wenn dies ungeheuer schmerzlich für sie ist. Soll sie sich wirklich von ihrer Tochter trennen? Hilft sie Augusta, wenn sie diese in ein Heim für schwer erziehbare Kinder schickt oder wird alles nur noch viel schlimmer?

ISBN 3-404-61477-1

BASTEI LÜBBE

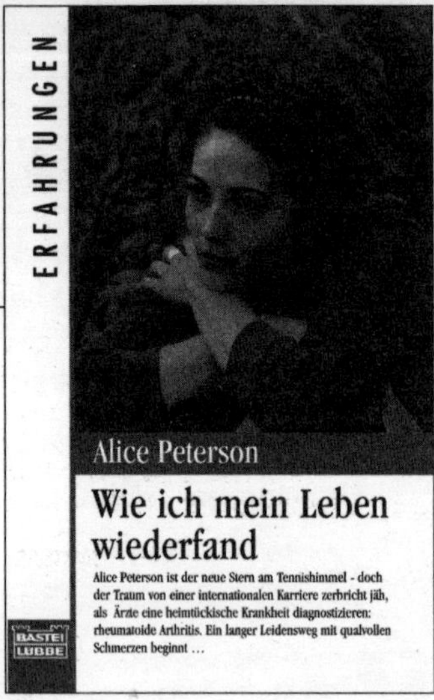

Mit elf Jahren bestreitet Alice Peterson ihr erstes Tennisturnier. Sie ist so gut, dass sie eine Profikarriere beginnt. National und internationale Wettkämpfe folgen. Doch eines Tages spürt sie heftige Schmerzen im Daumen, kurz darauf in ihren Schultern. Die Rückhandschläge werden zur Tortur. Alice muss ihren Traum von einem Sieg in Wimbledon endgültig begraben, als die Diagnose fest steht: Rheumatische Arthritis, die schmerzhafte Form von Rheuma.
Sie begibt sich auf eine Odyssee von einem Arzt zum anderen und probiert immer neue Therapien und Medikament gegen die entsetzlichen Schmerzen und die Entzündungen aus, die am Schluss sämtliche Gelenke des Körpers befallen haben. Aber schlimmer noch als die physischen Schmerzen ist das Gefühl, als Frau nicht mehr attraktiv zu sein.
Erst die Therapeutin Jenny macht ihr klar, dass sie im Kampf gegen Rheuma ihr Leben völlig neu gestalten muss und sich selbst nicht aufgeben darf. Als sie die Chance erhält, einen neuen Wirkstoff zu testen, fasst sie wieder neue Hoffnung auf ein Leben ohne Schmerzen …

ISBN 3-404-61475-5

BASTEI LÜBBE